LE NOUVEAU

PARFAIT BOUVIER

TRAITÉ COMPLET

DE L'ÉLEVAGE DES BESTIAUX,

PAR M. BERTHAUD.

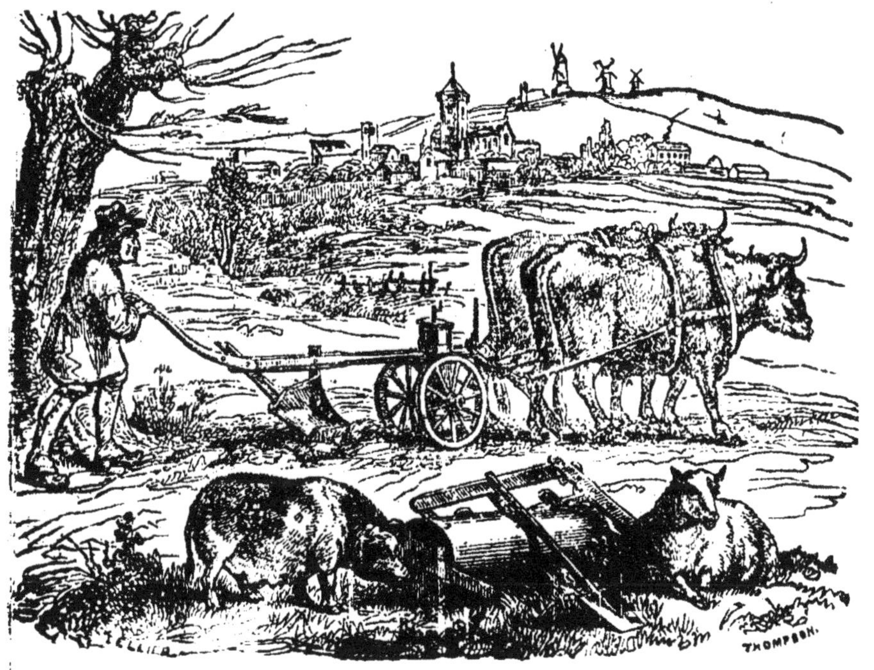

PARIS,

CHEZ DIDIER, LIBRAIRE, QUAI DES AUGUSTINS.

LIMOGES,

CHEZ MARTIAL ARDANT ET FILS.

1835.

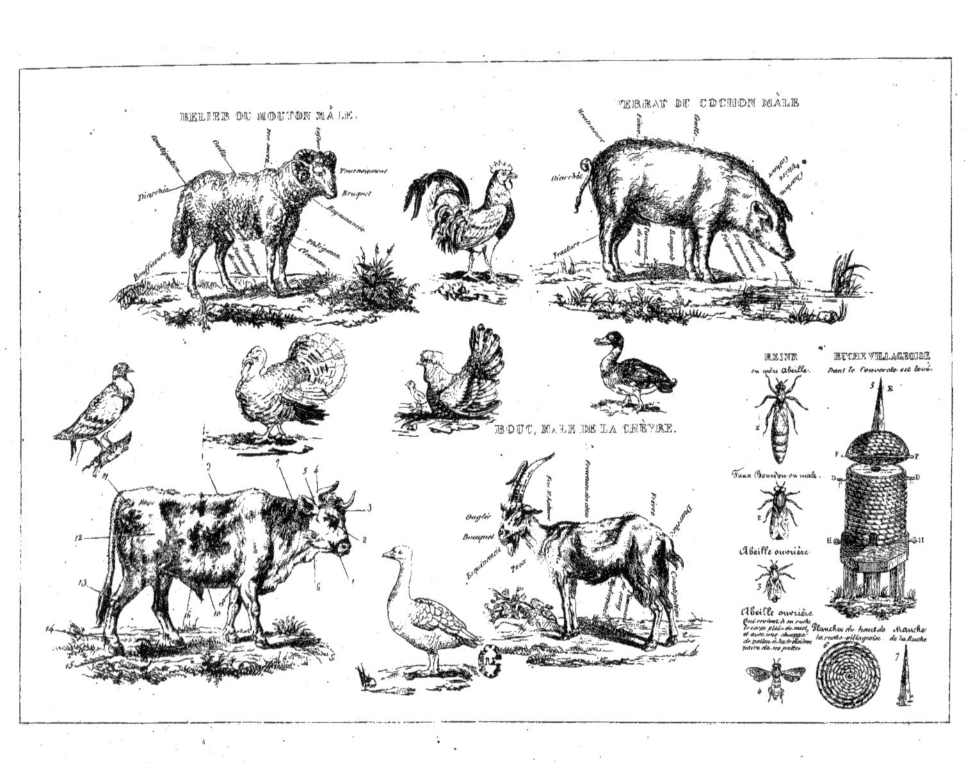
BELIER OU MOUTON MÂLE.
VERRAT OU COCHON MÂLE
REINE ou mère Abeille
RUCHE VILLAGEOISE
BOUC, MÂLE DE LA CHÈVRE.
Abeille ouvrière
Faux Bourdon ou mâle

LE NOUVEAU

PARFAIT BOUVIER,

TRAITÉ COMPLET

DE L'ÉLEVAGE DES BESTIAUX,

CONTENANT

LE PARFAIT **BOUVIER,** | OU L'ART DE CONNAÎTRE, ÉLEVER ET SOIGNER | Le Taureau, le Bœuf, la Vache, le Veau ;

LE PARFAIT **BERGER,** | | Le Bélier, les Moutons, les Agneaux ;

Le Bouc, la Chèvre, le Porc, la Truie, les Chiens de Berger, de Fermier et de Boucher ;

AVEC DES INSTRUCTIONS SUR LA MANIÈRE DE CROISER, DE PROPAGER, D'AMÉLIORER LES RACES, ET D'UTILISER LES PRODUITS DES ANIMAUX ;

SUIVI DE CONSEILS

SUR L'ADMINISTRATION D'UNE BASSE-COUR, L'ÉDUCATION DES ABEILLES ET DES VERS A SOIE,

ET D'UN PRÉCIS

SUR LES CHEVAUX ET LES BÊTES DE SOMME.

Par M. Berthaud,

ANCIEN ÉLÈVÉ DE L'ÉCOLE D'ALFORT, ETC.

2me ÉDITION,

AUGMENTÉE DU RÉPERTOIRE DU LABOUREUR ET DU JARDINIER.

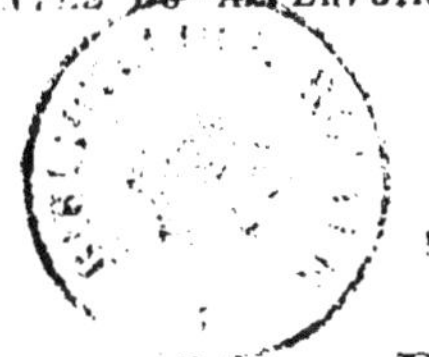
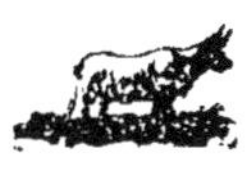

PARIS,

CHEZ DIDIER, LIBRAIRE, QUAI DES AUGUSTINS.

A LIMOGES,

CHEZ MARTIAL ARDANT ET FILS.

1835.

EXPLICATION

DES CHIFFRES DE LA FIGURE DU BŒUF.

Ces chiffres indiquent les divers endroits où l'on peut pratiquer la saignée, opération presque toujours indispensable dans le traitement des maladies du bœuf.

1. De la langue, pour les ulcères et les enflures de la bouche.

2. De l'œil, pour les tayes, porreaux et blanc sur l'œil, pour les nuages, enflures et eaux qui s'y forment.

3. Du front, pour les douleurs de tête et autres maux qui y surviennent.

4. A la racine de la corne, pour les cornes rompues ou foulées par le joug.

5. A côté de l'oreille, pour les foulures, et enflures du cou.

6. Au-dessous de la gorge, pour la squinancie.

7. Au-dessus du cou, pour le chignon pelé, endurci ou enflé.

8. A l'épaule, pour la dislocation.

9. Du milieu du dos, quand la peau tient aux côtes.

10. Du bas des flancs, pour les douleurs de ventre.

11. Au-dessous de la queue, pour la paresse et le flux de ventre.

12. De la cuisse, quand il l'a foulée ou déplacée.

13. Du jarret, pour les jambes rompues.

14. Au-dessus de la corne, pour les enflures, endur-cissemens, foulures et déboitement du pied.

15. Du talon, quand l'ongle tombe, ou qu'il est cassé ou fendu.

16. Du foureau, quand il ne peut pisser, ou qu'il pisse le sang, quand il a le foureau ou la verge enflée, ou quelque pierre dans ces parties.

*B*IEN qu'il existe un grand nombre d'ouvrages sur l'art d'élever les animaux domestiques, nous n'hésitons pas à offrir celui-ci au public comme étant le plus complet de tous ceux que l'on a publiés jusqu'à ce jour. Le plus grand soin a présidé à sa rédaction, et les recherches les plus minutieuses ont été faites par l'auteur, homme consciencieux, qui a long-temps pratiqué ce qu'il enseigne, et auquel une expérience de plus de trente années a donné les connaissances nécessaires pour faire choix des meilleures méthodes, apprécier les découvertes nouvelles, et faire justice d'une foule d'erreurs déplorables, qui, propagées en même temps par l'ignorance, la mauvaise foi et la routine, ont causé la ruine de tant d'estimables cultivateurs. Mais, à propos de découvertes nouvelles, ce n'est pas que l'auteur ait adopté legèrement les théories modernes. Il s'est bien garde, au contraire, de rien admettre sans l'avoir expérimenté, sachant bien qu'il n'est point de théorie, quelque séduisante qu'elle paraisse, qui égale la pratique et l'observation, et que, pour réformer avec sagesse, il faut réformer lentement.

Notre PARFAIT BOUVIER n'est pas un livre fait avec des livres, mais avec l'expérience et les lumières nécessaires. Il ne faut pas croire cependant que l'auteur ait négligé de s'entourer des ouvrages traitant de la même matière: il les a tous lus et comparés, anciens et nouveaux; car il en est plusieurs d'estimables et qu'il pouvait consulter avec fruit. Mais ce qu'ils peuvent renfermer d'utile est presque toujours noyé dans un tel fatras d'erreurs et d'absurdités, qu'il faut posséder des connaissances étendues et spéciales, pour les en dégager, ce que personne n'avait encore tenté et que l'auteur de cet ouvrage a fait avec succès.

Les cultivateurs pourront donc suivre avec sécurité les conseils que notre auteur leur donne dans cet ouvrage qui est à la fois une bonne action et un bon livre.

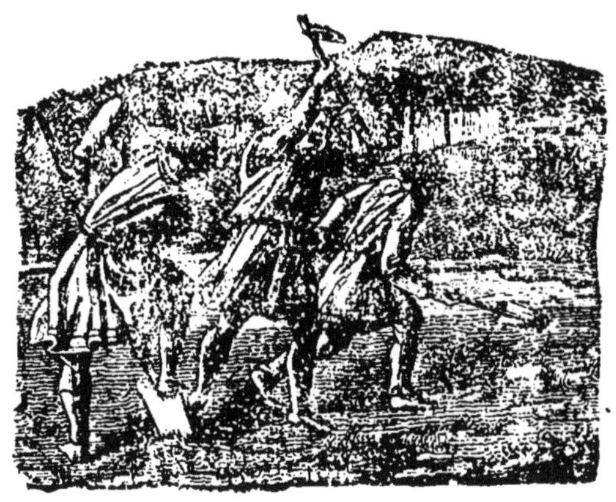

RÉPERTOIRE

DU

LABOUREUR ET DU JARDINIER.

___

MOIS DE JANVIER.

RÉPERTOIRE DU LABOUREUR.

Sans l'agriculture, les hommes vivraient errans sur le globe, se disputant entre eux la dépouille des animaux et quelques fruits sauvages : on ne connaîtrait ni société ni patrie.

TRAVAUX.

Ce mois, nul pour la culture, doit être employé à la réparation des voitures, des outils et des instrumens

aratoires ; au creusage des fossés de clôture et d'irrigation, et à la réparation des chemins de défruitement.

Les neiges empêchent les bestiaux de pâturer dans
les champs, donnez-leur quelques alimens en vert
comme pommes de terre, carottes, navets, choux-
cavaliers ou à vache.

Si le temps est sec, il faut, deux fois par jour, faire
sortir le bétail des étables, car sa longue captivité lui
est nuisible.

On donne des soins particuliers aux vaches qui doivent véler à cette époque.

On en donne aussi à la nourriture du jeune bétail.

On forme des fumiers naturels et artificiels.

Report de terre et curage des fóssés.

Conduire sur les terres des marnes et des fumiers.

Faire des sillons d'écoulement dans les champs pour
les eaux dormantes.

Battage des grains.

Engraissement du bétail à cornes ; soins à lui donner.

Réparation des attelages.

On coupe les arbres, les taillis, les buissons et broussailles.

Echalas pour la vigne.

Taille de haies vives.

RÉPERTOIRE DU JARDINIER.

*Avant que le travail opiniâtre de l'horticulture n'eût
amené les végétaux au degré de perfection qu'ils ont
atteint, les fruits de la terre n'étaient qu'une espèce
de brou ou enveloppe coriace qui recouvrait une amende.*

TRAVAUX.

On défonce les terres en friches destinées à être plan-
tées ou ensemencées au printemps ; on transporte les
fumiers ou autres engrais partout où ils sont nécessaires ;
on fait de profonds labours, des nivellemens ; on trace
les jardins.

Plantation d'arbres.

Conservation des plantes d'orangerie et de serre chaude.

On plante quelques ognons de fleurs.

Nettoyer les arbres fruitiers des plantes et mousses qui végètent sur leur écorce, ainsi que des têtes cotonneuses qui contiennent des œufs de chenilles.

Semer sur couche dans les serres.

Semis d'arbres et d'arbustes ; on peut semer des pavots.

Taille des arbres a fruits et a pépins.

Fumer les arbres fruitiers qui languissent.

Greffe en fente.

Floraison de l'ellebore rose.

Formation des couches.

Le jardinier intelligent prévoit en même temps et prépare les travaux de toute l'année.

MOIS DE FÉVRIER.

RÉPERTOIRE DU LABOUREUR,

La plupart des hommes font usage et consomment les objets les plus nécessaires à la vie, sans réfléchir, ni même se douter combien il a coûté de peines et de soins pour les procurer.

TRAVAUX.

Continuation des travaux de janvier ; on commence à mener les bestiaux aux pâturages.

On défriche les vieilles luzernes, on répand du plâtre sur les trèfles et autres fourrages artificiels qui ont commencé à donner des signes de végétation.

On sème les féveroles.

On sème les pavots dans les terrains légers mais profonds.

Entretien des sillons d'écoulement dans les cultures.

Engraissement des moutons, et soins à donner aux brebis qui agnèlent.

1..

Labours pour les céréales de printemps.
Provigner la vigne , en creusant des fossés.
Pêcher les étangs.
Taille de la vigne.
Echenillage des arbres et des haies.

RÉPERTOIRE DU JARDINIER.

Le but que l'on se propose en formant des espaliers , est principalement de défendre les arbres contre les vicissitudes du climat ; un mur incliné est préférable à un mur perpendiculaire , la chaleur produite par le premier a vraiment de quoi surprendre

TRAVAUX.

On continue les travaux du mois de janvier.
Echenillage des arbres fruitiers.
Semis de l'ognon en pleine terre.
Semis sur couche.
Plantation d'arbres fruitiers, taille du pêcher, de l'abricotier , du prunier et du cerisier.
On taille la vigne , on rabat les groseillers et framboisiers ; on taille les haies et palissades ; on nettoie et ébranche les arbres, on les dépouille de leur mousse , on laboure la terre au pied, en leur donnant les engrais convenables.
Floraison du noisettier.
Semis de pois , fèves de marais, etc.
Semis d'asperges.
Replans de choux et de choux-fleurs.
Floraison du garou (bois-joli), du peuplier blanc , du perce-neige, de l'hépatique.
Semis des fleurs annuelles en pleine terre
Floraison du saule-marceau.
Feuillaison du chèvre-feuille.
Semis de laitue, de poireau, et plantation de l'ail.

MOIS DE MARS.

RÉPERTOIRE DU LABOUREUR.

Les arts les plus frivoles reçoivent présque partout, aux frais du gouvernement, une instruction pratique, la seule agriculture attend encore un établissement public où l'on enseigne les principes et la pratique de cette belle science.

TRAVAUX.

Semer l'avoine et le blé de printemps.

Soigner la nourriture des moutons et des vaches, afin de ne pas les envoyer trop tôt au pâturage.

Semer les trèfles rouges et blancs, la luzerne et la lapuline ou minette dorée ; semer le sainfoin dans les terrains calcaires ou marneux.

Plàtrer les trèfles, sainfoins et luzernes.

Semer les pois et les fèves en champs.

Semer les carottes.

Semer les lentilles.

Herser les blés.

Pâturage des jeunes prés.

Etendre les taupinières.

Soutirer les vins.

Fumer les blés et la surface de la terre. Cette méthode donne des résultats prodigieux.

Biner le colza.

Semer le lin.

Tailler la vigne.

Semer la moutarde.

RÉPERTOIRE DU JARDINIER.

Si l'écorce des arbres est en mauvais état, on doit enlever, avec une serpe, l'écorce jusqu'au vif ; les arbres, ainsi débarrassés, poussent avec une nouvelle vigueur.

TRAVAUX.

Labour des jardins.

C'est dans ce mois qu'on fait, surtout sur couches tièdes, les plantations de concombres et de melons, en les protégeant par des cloches ou des paillassons.

Semer des carottes, panais, choux et betteraves.

Floraison de la violette.

Feuillaison du lilas.

Semer les pois, les salsifis, la scorsonère, etc.

Semis de choux et de rutabaga en pépinière.

Greffe des arbres.

Semis du plus grand nombre de fleurs annuelles de parterre.

Semer les panais et les navets.

Semer les choux hâtifs.

Floraison de l'abricotier.

Planter les griffes d'asperges.

Floraison de l'anémone des bois.

Greffe en fente.

Floraison de la primevère.

Taille des arbres fruitiers.

On sème sur terreau, et à exposition chaude, belles-de-jour, myelles de Damas, adonides, chrysanthèmes, reines-marguerite.

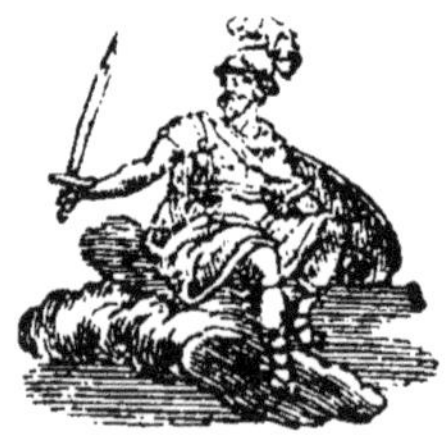

MOIS D'AVRIL.

RÉPERTOIRE DU LABOUREUR,

Les engrais liquides ne produisent de bons effets que dans les sols très-légers : ainsi, lorsque ceux que l'on cultive ne sont pas de cette nature, on doit convertir l'urine en fumier.

TRAVAUX.

Semer l'orge dans un sol ameublé.
Planter les pommes de terre.
Semis des prairies artificielles.
Le cultivateur doit avoir une provision de carottes, pour nourrir ses chevaux et ses bestiaux durant ce mois.
Sarcler les carottes, les pavots et autres cultures à la main.
Former les sillons d'écoulement dans les semis.
Etendre les taupinières et les fourmilières.
Herser l'avoine et l'orge.
Planter le maïs.
Labourer les jachères.
Binage des blés et des féveroles à la main.
Sarclage des menus grains.
Rassemblement des essaims d'abeilles.
On nettoie les ruches de toutes les ordures qui ont pu s'encombrer pendant l'hiver ; on plante autour des ruches des plantes aromatiques.
Replans des pins et sapins.
Fossoyer et fumer la vigne.
Destruction des bourses de chenilles par le feu.

RÉPERTOIRE DU JARDINIER.

Les pommiers demandent un terrain neuf ou bien un terrain meuble, gras et ayant du fond , sans être cependant ni trop léger , ni trop fin , ni trop désuni.

TRAVAUX.

On continue de semer sur couches tièdes , melongènes, pimens, concombres, melons.

On repique dans l'intervalle des cloches , les plantes des semences de mars , choux , céleri , choux-fleurs , chicorée , etc.

Continuation de la greffe des arbres.

Semis de toute espèce dans les jardins.

Découvrir les artichauts.

Planter des artichauts.

Floraison de l'épine-blanche.

Floraison des poiriers.

Semer le céleri et les cardons

Floraison des cerisiers.

Floraison des pommiers.

Plantations des arbres verts.

Replans d'artichauts.

Floraison des lilas.

Retour des hirondelles de cheminée.

Retour du rossignol et de la fauvette.

Continuation des semis de toutes les espèces indiquées en mars.

Semis des haricots hâtifs.

C'est le moment le plus favorable pour mettre en terre les arbres qui se mettent au bord des eaux , tels que cyprès, aunes, peupliers, saules, etc.

Apparition des hannetons et des chenilles.

Ouverture des orangeries.

MOIS DE MAI.

RÉPERTOIRE DU LABOUREUR.

Lorsque les bestiaux quittent une nourriture sèche pour être mis au vert, on ne doit opérer le changement que successivement, en diminuant tous les jours la nourriture sèche pour la remplacer par du fourrage vert.

TRAVAUX.

Echardonner les blés.
Herser les pommes de terre.
Mettre le bétail au vert.
Semer le rutabaga.
Soin des laiteries, et fabrication du beurre
Binage des céréales de printemps.
Parcage des moutons.
Faucher les vesces d'hiver.
Semer la navette et le colza de printemps.
Semer le chanvre.
Semer le millet.
Mettre les cochons au trèfle.
Ébourgeonner la vigne.
Semis de l'orme, de l'accacia, etc.
Planter les haricots.
Semis du féveir et du saphora du Japon.
Récoltes des prairies artificielles.
Premier labour des vignes.
C'est depuis le commencement de ce mois jusqu'à la fin de juin que les abeilles jettent leur essaim.

RÉPERTOIRE DU JARDINIER.

L'orme est un arbre très-précieux, il procure un bon abri ; son ombre fait peu de tort aux haies, et ses feuilles ni ses racines ne nuisent aux prairies ou aux terres arables.

TRAVAUX.

Semis de concombres et de laitues.
Floraison du muguet des bois.
Semer les choux-navets.
Planter les haricots des jardins.
Floraison de l'acacia.
Marcottes et boutures de plantes d'orangerie.
Sortie des orangers, des plantes de serre et d'orangerie.
Semis d'œillets et de giroflées pour l'année suivante.
Floraison du seringa.
Floraison de la rose.
Floraison du sureau.
Semis de brocolis blanc et violet.
On sarcle, bine, transplante, arrose ; si les matinées sont fraîches, on se sert de paillassons pour abriter les jeunes plantes de semis, ainsi que les fleurs des arbres fruitiers ; on éclaircit les semis ; on repique les carottes ognons et autres plantes.
Retour des cailles et de la grande hirondelle.

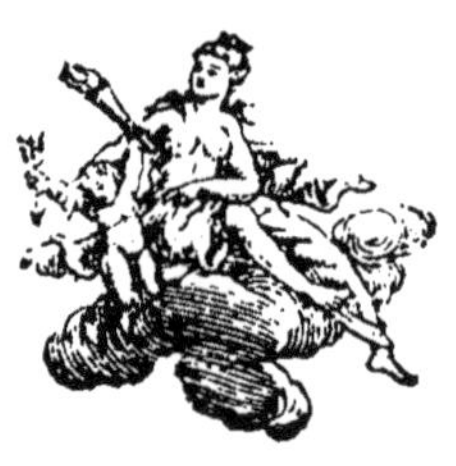

MOIS DE JUIN.

RÉPERTOIRE DU LABOUREUR.

L'on sait qu'un champ de seigle, prêt à monter en épis, offre l'aspect d'une riche prairie ; mais ce que l'on ne sait pas aussi généralement, c'est la faculté qu'a le seigle, coupé à cette époque de sa végétation, de renousser très-rapidement.

TRAVAUX.

On laboure les terres vacantes pour les préparer à recevoir la semence dans la saison.

Si les premiers semis ont manqué, on peut semer encore chou-navet, chou de Suède, navet turneps.

On commence à faucher les prés et les fourrages artificiels.

Binage des récoltes sarclées, lorsque le sol est bien essuyé.

Floraison du froment.

Floraison du coquelicot et du barbeau.

Ébourgeonnement et palissage de la vigne.

Récolte des foins naturels et artificiels.

Lavage de la toison des moutons.

Tonte des moutons.

Floraison de la vigne.

Floraison des tilleuls.

Semis de navets

Couper les sommités des féverolles, pour donner plus de vigueur aux fruits.

Maturité du colza, du sainfoin, etc.

Récolte des seigles et des orges.

RÉPERTOIRE DU JARDINIER.

Non-seulement on doit désirer que la bonne terre de jardin fruitier-potager n'ait pas moins de trois pieds d'épaisseur, mais il est encore avantageux qu'elle repose sur une terre poreuse, qui laisse passer les eaux avec facilité.

TRAVAUX.

On ébourgeonne et on palisse la vigne, ainsi que les autres arbres fruitiers ; on greffe en écusson et à œil poussant les églantiers et autres arbrisseaux dont le bois est vigoureux et bien nourri ; on sarcle et œilletonne tous les artichauts, et l'on rabat au rez de la terre les tiges dont on a coupé toutes les têtes, afin d'obtenir une seconde récolte en automne.

On effile les fraisiers ; on tond les haies, palissades, bordures de buis ; on laboure de nouveau les planches qui ont donné leur récolte, afin de les ensemencer ou planter aussitôt, ayant soin de ne semer jamais deux fois de suite la même plante dans le même terrain.

On continue à faire des boutures sur les arbustes.

Semis de choux-fleurs pour l'automne.

Maturité de cerises printannières.

Semis de divers légumes.

Sortir de terre les ognons de fleurs dont les fanes sont desséchées.

Floraison de l'asperge.

Floraison du lis.

Floraison de l'acacia et des arbustes de bosquets.

Apparition des cantharides.

Floraison du jasmin.

Maturité des premières fraises.

Pleine maturité des cerises.

MOIS DE JUILLET.

RÉPERTOIRE DU LABOUREUR.

Il faut que l'ouvrier moissonneur s'arrange pour ne pas boire entre les repas ; c'est le moyen de peu suer, de conserver ses forces et de n'être pas tourmenté par la soif.

TRAVAUX

Biner les récoltes sarclées.

Les bestiaux craignent l'ardeur du soleil, conduisez-les dans les pâturages ombragés

Récoltes du colza et de la navette.

Semer le colza.

Récolter le seigle.

Herser les navets.

Herser les carottes

Semer les navets en seconde récolte.

Récolter la gaude.

Récolter le pastel.

Semer du sarrazin après la vesce.

On fauche les prés et fourrages artificiels; on se presse d'exécuter tous les travaux que demandent les récoltes.

Les moissons sont en activité dans la plus grande partie de la France.

On sème encore de la spergule.

RÉPERTOIRE DU JARDINIER.

La propriété, quelle qu'en soit l'étendue, en attachant au sol, fait qu'on aime le gouvernement qui la protége et qu'on respecte la loi qui la garantit.

TRAVAUX.

On fait encore les semis indiqués pour le mois précédent, excepté ceux de chou-fleur et chou à grosse côte. Vers le milieu du mois on sème du poireau et de la ciboule, pour les repiquer en septembre ; dans les derniers jours, on commence les semis d'ognons blancs, qui devront être repiqués en automne ; on continue à semer radis, mâches, laitues, chicorée, épinards, scorsonère, endive, persil et haricots pour manger en vert.

Vers le milieu du mois, on greffe en écusson et à œil dormant sur prunier, poirier, épine, cognassier, pommier, églantier.

On commence à marcotter les œillets; on achève d'arracher les ognons à fleurs, pattes et griffes, qui doivent ne se replanter qu'en automne ; on arrache de leurs caïeux et les replante aussitôt, ceux qui restent en terre toute l'année, tels que lis, martagon, narcisse, couronne impériale.

C'est le moment de semer les fleurs bisannuelles qui fleuriront au commencement du printemps, telles que onagre, campanule, giroflée, rose-tremière, mauve, négelle, sain-foin d'Espagne, digitale, etc.

On sème dans une terre bien préparée, et amendée avec terreau de feuille très-consommé, les graines de tulipe, jacinthe, anémone et renoncule.

MOIS D'ACUT

RÉPERTOIRE DU LABOUREUR.

Les routes et les ponts doivent être considérés comme le premier moyen d'introduire des améliorations dans l'industrie agricole d'un pays.

TRAVAUX.

Les animaux demandent les mêmes soins que dans le mois précédent.

Pleine moisson des blés, des orges et des avoines.

Semer la navette.

Semer l'orge d'hiver.

Semer le trèfle incarnat.

Récolte du lin.

Dernier labour de la vigne.

Récolter les menues graines.

Chemins vicinaux, approvisionnement des matériaux, réparations.

Maturité des noix.

Récolte de la moutarde.

Récolte des pavots.

Maturité du chanvre.

Rouissage du chanvre et du lin.

Donnez de bons arrosemens au pied des arbres qui paraissent souffrir de la chaleur.

C'est le moment de laisser sur pied la partie la plus vigoureuse des trèfles et des luzernes, pour en récolter la graine.

On laboure de nouveau les terres déjà labourées et fumées dans le mois précédent, pour les préparer à recevoir la semence.

Préservez les ruches des rayons trop ardens du soleil.

RÉPERTOIRE DU JARDINIER.

Les jardins de ville ont un caractère particulier qui n'é-
chappe pas aux gens d'art et de goût. Il y faut peu
d'ombrage; car un beau soleil bien chaud et bien pur y
est si rare !

TRAVAUX.

Redoutez les pluies de septembre, empressez-vous de
recueillir les graines qui mûrissent dans ce mois, et principalement celles de laitue, betterave, cerfeuil, carotte ,
persil, radix, ognons, ciboule, etc.

Semis de navets et de laitues.

On écussonne sur coignassier, merisier et cerisier,
franc de pommier, etc.

Semis de l'oseille et des épinards.

Maturité des premières pêches.

Récolte des graines des divers espèces potagères.

Pleine maturité des melons

Semis de choux pour replans.

Floraison de la gentiane.

On commence à semer, pour fleurir au printemps,
des pieds d'alouette, des pavots, coquelicots et autres
graines de fleurs qui passent l'hiver en pleine terre.

On continue le palissage; on effeuille avec précautions
sur les fruits, afin qu'ils se colorent aux rayons du
soleil.

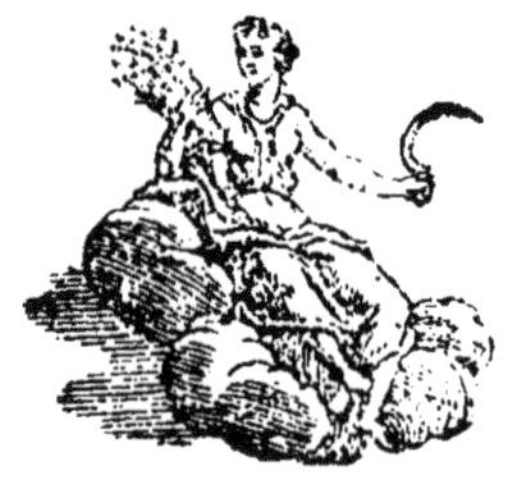

MOIS DE SEPTEMBRE.

RÉPERTOIRE DU LABOUREUR.

L'expérience nous a appris que toutes les plantes n'épui-
sent pas également le sol ; il en est même qui l'amélio-
rent ; c'est ainsi que le trèfle, la luzerne, le sainfoin,
etc. , laissent la terre dans un état plus fertile qu'elle
n'était avant la culture.

TRAVAUX.

On effeuille les betteraves pour nourrir les vaches laitières.

On fait une seconde ou troisième coupe de fourrages artificiels, et même naturels, dans les prés bas et en bon fonds.

Nettoyer les vignes des herbes qui entretiennent l'humidité et retardent la maturité du raisin.

Derniers labours et semis des blés et du seigle.

Semer les vesces d'hiver.

Pleine récolte des regains.

Récoltes des seconds fruits de prés et de prairies artificielles.

Récolte de la graine de trèfle.

Récolte des féverolles.

Planter de colza.

Planter les cardères.

Arrachage et conservation des betteraves et des carottes.

Récolte du maïs.

Récolte des fruits à pépins.

Récolte du sarrazin.

Récolte du houblon.

Époque moyenne des vendanges.

Départ des cailles.

Distillation des pommes de terre.

RÉPERTOIRE DU JARDINIER.

Les choux d'un manouvrier étaient dévorés par les che-
nilles. Il entoura son petit jardin de chanvre, et il ne
fut plus inquiété par ces insectes, que repousse l'odeur
de cette plante.

TRAVAUX.

C'est dans ce mois que l'on doit planter les fraisiers, si l'on veut obtenir des récoltes l'année suivante; on continue à lier la chicorée, à empailler les chardons, et à butter le céleri.

Semis du chou d'Yorck.

Ecussonner les jeunes pêchers et amandiers.

Greffer sur amandiers.

Floraison du lierre.

C'est aussi le moment de semer quelques fleurs capables de supporter les rigueurs de l'hiver, comme quarantaine, pied d'alouette, bleuet, thlaspi, immortelle, coquelicot, pavot, etc.

Butter le céleri.

Semis des plantes bulbeuses et à tubercules.

Semer les radis noirs et le raifort.

Planter les ognons à fleurs.

Déjà on laboure et amende les terres destinées à des plantations d'arbres; on continue la récolte des graines.

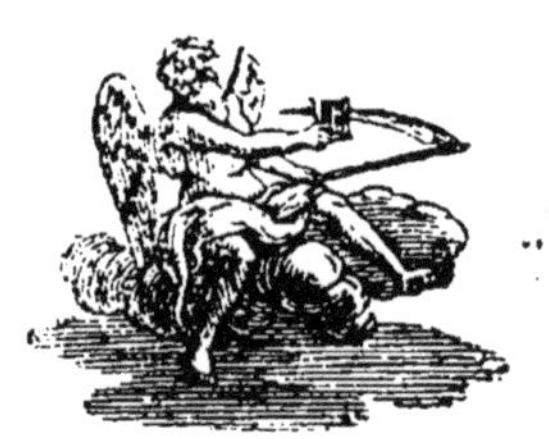

MOIS D'OCTOBRE.

RÉPERTOIRE DU LABOUREUR.

Une grande taille et un volume considérable ne sont pas un défaut dans une bête d'engrais ; mais ce n'est pas non plus une qualité à laquelle il faille attacher plus d'importance qu'elle ne mérite.

TRAVAUX.

Curer les fossés d'écoulement.
Récolte des pommes de terre.
Soins à donner pour la conservation des racines et fourrages d'hiver pour les bestiaux.
Donner au bétail à cornes des pommes de terre cuites ou crues.
Effeuillaison du noyer.
Bottelage du foin.
Labours préparatoires.
Plantation d'arbres.
Arrachage de la garance.
Fabrication du vin.
Passage des oies et des canards sauvages.
Départ des bécasses.
Tenir les bestiaux à l'écurie quand les brouillards ou la pluie mouillent les pâturages.
Conduire les ruches près des champs de sarrazins en fleur ; les abeilles y trouvent une abondante récolte de miel et de cire.

RÉPERTOIRE DU JARDINIER.

La plupart des maladies qui affligent les habitans des campagnes, proviennent de l'humidité de leurs habitations.

TRAVAUX.

On sépare, on éclate les touffes des plantes vivaces, soit pour massifs, soit pour bordure. Cette opération se fait avec les mains et par déchirement, mais avec un instrument tranchant.

Commencez les travaux de l'amendement des terres ; défaites les vieilles couches pour en retirer les terreaux et fumiers ; faites un labour général d'hiver ; commencez à couvrir de litière ou à empailler les jeunes plantes délicates, et surtout leurs semis.

On profite de tous les instans de beau temps pour tondre les charmilles, palissades, tonnelles, etc.

On dépose les plantes potagères dans une serre à légumes ou dans une cave sèche, et à l'abri de toute gelée, ayant soin d'enterrer leurs racines jusqu'au collet dans le sable sec.

Rentrée des orangers.

Semis de cerfeuil pour le printemps.

Effeuillaison du groseiller.

Semence de la Saint-Remi.

Continuation.

Labours.

Empailler les choux-fleurs et les cardons.

Récolte de pommes de terre.

Mettre les marcottes d'œuillets en pots.

On commence à planter toutes sortes d'arbres fruitiers.

Effeuillaison du tilleul et du peuplier.

On recueille et fait sécher à l'ombre les dernières graines de l'année.

MOIS DE NOVEMBRE.

RÉPERTOIRE DU LABOUREUR.

Votre charrue a un défaut capital qui augmente considérablement le nombre des bêtes qu'il est nécessaire d'y atteler. Ce défaut, c'est qu'elle a un avant-train, c'est-à-dire des rouelles.

TRAVAUX.

Battage des grains.
Pratiquer des rigoles dans les terrains humides.
Semailles tardives en céréales.
Entretenir les sillons d'écoulement.
Irrigation des prairies.
Port de terre dans les vignes.
Effeuillaison de la vigne.
Réparation des clôtures.
Conservation des navets et des rutabagas
Coupes de bois.
Distillation des marcs de raisins.
Semis du gland et de la faîne, etc.
Si le mois est sec, on peut encore semer une partie des graines indiquées pour le mois précédent; le froment n'en sera que plus beau si l'hiver est favorable.
On plante les arbres de toute espéce, ainsi que les haies vives.
Abriter les abeilles des pluies et des vents du nord.
Départ de la corneille.

———

RÉPERTOIRE DU JARDINIER.

*Les pâturages de qualité inférieure sont souvent amé-
liorés par la plantation des arbres à fruit, parce que
l'abri que procurent les arbres, et l'eau qui tombe des
feuilles en automne, donnent une végétation plus rigou-
reuse à l'herbe.*

TRAVAUX.

Les asperges, semées dans ce mois, réussissent mieux
que celles semées dans le printemps.

Plantation d'arbres de toute espèce dans les terrains
secs et légers; on plante les arbres fruitiers et autres;
ils réussissent mieux qu'au printemps.

On arrache le céleri pour le planter dans de profondes
tranchées; on abrite avec de la litière ou des feuilles
sèches les artichauts, les laitues d'hiver et autres légumes qui craignent les atteintes du froid. On butte le
pied de la plupart des légumes; on empaille les figuiers
et les grenadiers.

Formation de nouvelles couches.

Semis du pois michaud.

Achever de planter les ognons de tulipes et autres
retardés.

On plante dans les caveaux la chicorée, etc.

Plantation d'arbres de toute espèce.

Effeuillaison de l'abricotier.

On commence à tailler les jeunes pommiers et poiriers.

On continue le labour général d'hiver; on fait les
transports de terre et on les amende.

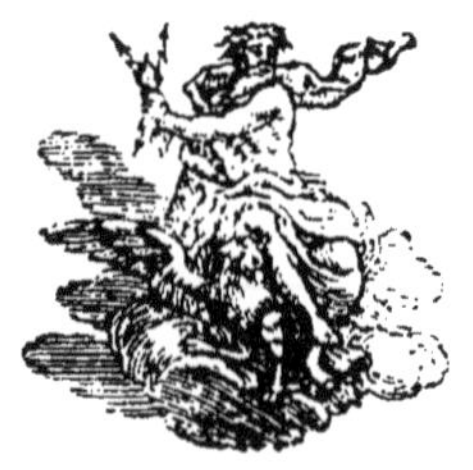

MOIS DE DÉCEMBRE.

RÉPERTOIRE DU LABOUREUR,

Un gouvernement, quelle que soit sa forme, n'a jamais qu'une existence précaire, lorsque son agriculture cesse de fournir à ses habitans des moyens de subsistance suffisante.

TRAVAUX.

Entretien des sillons d'écoulement,
Le laboureur doit profiter de ce moment pour régler ses comptes, dresser ses inventaires, afin d'apprécier et de connaître les pratiques qui lui ont été profitables.

Faire manger aux bestiaux des raves, des pommes de terre, des feuilles de chou, etc., pour éviter les inconvéniens du passage trop immédiat à une nourriture sèche.

Achever les plantations d'automne.
Formations des engrais naturels et artificiels.
Continuation du battage des grains.
Trillage du chanvre et du lin.
Réparation du chanvre et du lin.
C'est sur la fin de ce mois que les brebis commencent à mettre bas. Il n'y a aucun objet dans une ferme qui exige plus de soins et d'assiduité que celui-ci.

RÉPERTOIRE DU JARDINIER.

Les végétaux qu'on cultive dans le jardin d'un fermier doivent être d'une culture facile, d'espèces appropriées à la consommation de la famille ; on ne doit pas y oublier les plantes aromatiques et quelques plantes médicinales.

TRAVAUX.

On peut risquer des fèves de marais à de bons abris et expositions très-chaudes ; on peut encore planter les ognons de tulipes, jacinthes, narcisses, ainsi que les pattes et griffes d'anémones et renoncules ; on laboure, on plante des arbres de toute espèce ; on achève et continue les travaux du mois précédent.

Semis sur couches, de radis, raves, cresson, etc.

Butter ou enterrer les brocolis.

Il faut visiter tous les jours la serre aux légumes et la fruiterie, afin de livrer à la consommation les plantes et les fruits qui menacent de se gâter.

Continuation de la taille des arbres.

Stratification des noyaux de pêches, de prunes, d'abricots, de cerises, pour être semés au printemps.

Soins de l'orangerie et de la serre.

On commence les travaux indiqués pour le mois de janvier.

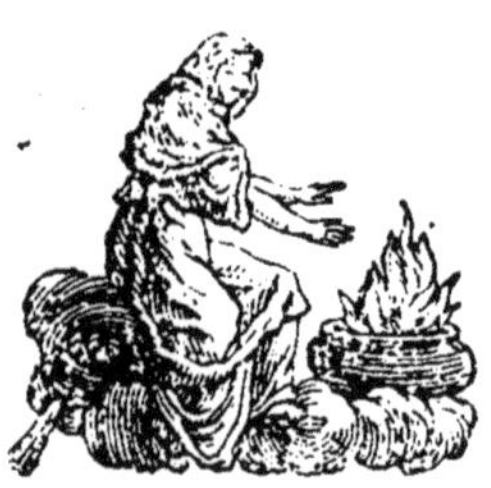

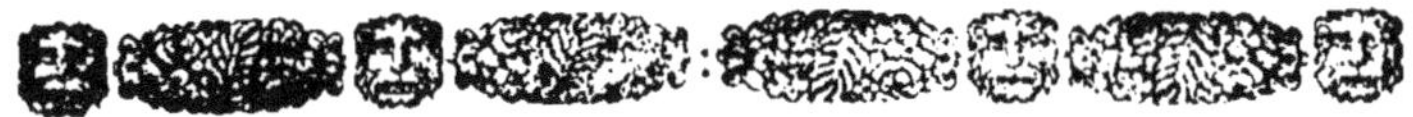

LE NOUVEAU

PARFAIT BOUVIER.

PREMIÈRE PARTIE.

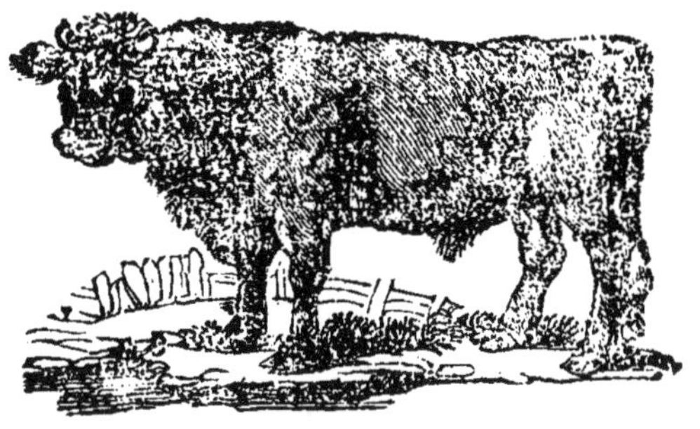

DU TAUREAU.

LE taureau est le mâle de la vache ; le jeune taureau se nomme *veau*, et la jeune vache *génisse*. Nous ne parlerons ici du taureau que par rapport à la génération ; sa nourriture, ses maladies et son engrais étant absolument les mêmes que ceux du bœuf, auquel nous consacrerons l'article suivant. La faculté générative à part, le taureau ne diffère du bœuf qu'en ce qu'il a l'œil plus noir, le regard plus vif, les cornes plus courtes et le cou plus charnu.

CHOIX DU TAUREAU.

Un bon taureau doit être gros, gras et bien fait ; il doit avoir le regard fier, le front ouvert, la tête courte, les cornes grosses, courtes et noires, les oreilles longues et velues, le mufle grand, le nez court et droit, le cou gros et charnu, les épaules et la poitrine larges, les reins fermes, le dos droit, les jambes grosses et charnues, la queue longue et bien garnie de poils, l'allure ferme, le poil rouge et luisant ; il doit aussi avoir le ventre plus étroit et plus droit que le bœuf, afin de couvrir les vaches plus facilement.

Le taureau n'est propre à la génération qu'à l'âge de trois ans, et, bien qu'il vive quatorze ou quinze ans, dès qu'il a atteint sa neuvième année, il n'est plus bon qu'à engraisser. Un seul taureau peu suffire à quarante vaches et même à un plus grand nombre ; mais il est convenable de ne lui en laisser que trente.... Indépendamment de sa nourriture ordinaire, qui doit toujours être abondante, il est bon, pour le rendre alerte, de lui donner de temps en temps un peu d'orge ou de vesce, et un picotin d'avoine les jours où il aura des vaches à saillir. Si ; malgré ces excitants, il manquait d'ardeur, il faudrait frotter la vulve de la vache avec une éponge, que l'on ferait ensuite flairer au taureau, afin de réveiller sa vivacité par l'odorat.

Le taureau a la chair rougeâtre, plus dure, beaucoup moins nourrissante et moins saine que le bœuf, et il n'est mangeable qu'après avoir été châtré et engraissé.

CASTRATION DU TAUREAU.

Indépendamment de la castration, on peut ôter au taureau la faculté d'engendrer, en détruisant les vaisseaux spermatiques, qu'il suffit, pour cela, de serrer fortement avec une ficelle : c'est ce qu'on appelle *bistourner*; mais si cette opération est plus facile que l'autre, le résultat en est beaucoup moins sûr.

Pour châtrer les jeunes taureaux avec succès, il faut

qu'ils soient âgés de dix-huit mois au moins , et de deux ans au plus : cette opération doit se faire au printemps ou dans l'automne , la chaleur et le froid étant également dangereux. Après avoir pris la jambe droite de derrière dans une corde passée sur le cou , on jette l'animal sur le côté gauche ; on saisit ensuite les nerfs des testicules avec de petites tenailles , puis prenant les bourses , on y fait une incision et l'on en extrait les testicules , que l'on coupe , en n'en laissant que l'extrémité qui tient aux nerfs. L'opération terminée , on lave la plaie avec de l'eau fraîche d'abord , et ensuite avec un peu d'huile , ce qui suffit ordinairement. Cependant , si l'animal perdait beaucoup de sang , il faudrait appliquer sur la plaie le couteau de feu et y faire fondre de l'onguent divin. Pendant les trois premiers jours suivants, l'animal ne doit point sortir ; il ne doit boire que de l'eau blanche , et en fort petite quantité , et ne manger qu'un peu de paille et de son.

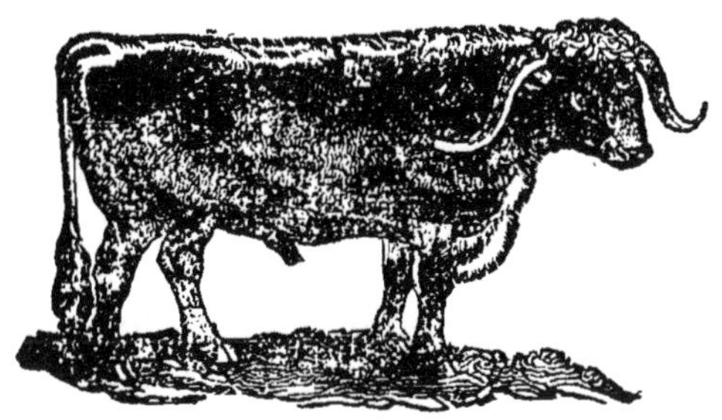

DU BŒUF

Le bœuf forme le septième genre de l'ordre des ruminants. Cet animal est gros , lourd , nerveux. Son front large supporte deux longues cornes recourbées , creuses , à base arrondie. Les yeux sont grands et recouverts de grosses éminences ; ses oreilles, basses, ont une direction horizontale ; le mufle se termine carrément, et porte deux larges naseaux, humectés d'une liqueur visqueuse , que l'animal lèche fréquemment ; le poil de sa tête est rude et court ; ses lèvres sont épaisses, et sa mâchoire supérieure est privée de dents incisives. Sa langue est hérissée de petits crochets rudes, dirigés en arrière. Son poil est assez ordinairement rouge ; et la peau dont sa poitrine est couverte, et qu'on nomme *fanon*, tombe jusqu'aux genoux. Le bœuf n'a que deux doigts à chaque pied ; et les dernières phalanges sont enveloppées de deux ongles en corne. Ses hanches sont plates, larges, et terminées par de grosses élevations. Sa queue est longue, nue, et terminée par une touffe de poils rudes et longs.

CHOIX DU BOEUF.

Un bon bœuf de trait doit être de taille médiocre, ni trop gras ni trop maigre ; ainsi que le taureau, il faut qu'il ait la tête courte et ramassée, le front large, les oreilles grandes, unies et velues, les yeux gros et noirs, le mufle gros et camus, les naseaux bien ouverts afin de respirer librement ; les dents seront blanches et égales pour qu'il puisse durer long-temps ; les lèvres noires. Il doit aussi avoir le cou charnu, les épaules grosses et fermes, la poitrine large, le fanon pendant, les flancs grands, le ventre spacieux et tombant en bas, les hanches longues, la croupe ronde, épaisse, les cuisses et les jambes courtes, grasses, charnues, le dos droit et plein, la queue tombant jusqu'à terre, et abondamment garnie de poils luisants et fins. Enfin, il faut que les pieds soient fermes, le cuirs épais, maniable, les ongles ou sabots courts et larges, le caractère doux et obéissant. Le bœuf doit encore avoir les poils luisants, c'est la véritable marque d'un bon tempérament ; au lieu qu'un poil sombre et mal uni est un indice de quelque incommodité.

Un poil épais est encore d'un bon préjugé ; car un bœuf qui a le poil rare est ordinairement trop échauffé, et en danger de tomber bientôt malade.

Le poil doux sous la main marque une santé parfaite.

A l'égard de la couleur, un bœuf sous poil *noir* est toujours bon, pourvu qu'il ait quelque blancheur aux pieds ou à la tête ; autrement il est lourd et nonchalant à travailler, à cause de la mélancolie qui le domine

Le bœuf sous poil *rouge* ou *roux*, est le meilleur de tous ; car étant fort bilieux, il a toujours beaucoup de feu.

ce qu'on ne saurait jamais trouver assez dans cet animal , qui est extrêmement lent de son naturel. Il n'en vaudrait pourtant pas beaucoup moins, quand il aurait quelques extrémités blanches.

Le bœuf sous poil *bai* n'est pas si ardent que le rouge , à cause du flegme qui y tempère un peu la bile, et qui le rend plus lent à travailler; mais en récompense il est de bien plus longue durée.

Le poil *moucheté* est celui qui nous appelons pomelé dans les chevaux. Il ne vaut rien dans les bœufs d'attelage, attendu qu'il annonce un tempérament plus pituiteux et plus flegmatique, et par conséquent plus mou, et toujours plus paresseux ; mais pour l'engrais , ce sont ceux-là qu'il faut choisir préférablement à tous autres , parce qu'ils se chargent de chair et deviennent plus tôt gras.

Jamais bœuf *blanc* ne valut rien que pour engraisser.

On n'estime guères encore les gris, ni pour la charrue, ni pour l'engrais, parce que la pituite et la mélancolie les dominent.

Les bœufs *bruns* travaillent assez; mais ils se rebutent de bonne heure, à cause qu'ils sont extrêmement mélancoliques.

RACES DE BOEUFS.

Les bœufs se divisent en deux grandes races : les bœufs *de haut crû* et les bœufs *de nature* , lesquelles se subdivisent en vingt-deux variétés.

Les bœufs de *haut crû* sont les limousins, les saintongeois, les angoumois, les marchois, les berrichons, les gascons, les auvergnats, les bourbonnais, les charolois , les bœufs de la Bourgogne et du Morvan.

Les bœufs *de nature* sont les cholets, les nantais , les angevins, les bœufs du marais, les bretons, les manceaux, les hollandais, les comtois et les bœufs du Cotantin

Les premiers, c'est-à-dire les bœufs *de haut crû*, sont de haute taille; leur fanon est très-ample, leurs membres très-forts, leurs os très-gros , leur cuir très-épais , leur chair très-abondante; mais ils fournissent peu de suif.

Les bœufs *de nature* se distinguent par la blancheur des cornes, le potelé de la tête et du corps, la finesse du

mufl fe et des oreilles, le moelleux du poil , la douceur
du regard et l'abondance de la graisse.

MANIÈRE DE CONNAÎTRE L'AGE DES BOEUFS.

L'inspection des dents et des cornes est le seul moyen
de connaître l'âge des bœufs, ainsi que des autres bêtes
à cornes; mais ce moyen est bien loin d'être infaillible,
et il se trouve de nombreuses exceptions , capables de
tromper l'œil le plus exercé. A dix mois, les bœufs jettent leurs premières dents de devant, et il en vient d'autres qui ne sont pas si blanches et qui sont plus larges :
à seize mois, les dents de lait des côtés tombent toutes
à leur tour, et sont aussi remplacées par d'autres moins
blanches et plus fortes : à trois ans , toutes leurs dents
ont mué, et alors elles sont égales, blanchâtres et longues; et à mesure que le bœuf vieillit elles s'usent , se
raccourcissent, et deviennent inégales et noires.

Les cornes poussent au bœuf à la deuxième ou troi-
siéme année; d'abord, il se forme, à la base des cornes,
une espèce de bourrelet , et successivement d'année en
année , de telle sorte que ces bourrelets forment des
nœuds annulaires faciles à distinguer, et par lesquels
l'âge de l'animal peut se compter, en prenant pour deux
ou trois ans la pousse de la corne jusqu'au premier
nœud.

MANIÈRE DE DRESSER LES BOEUFS.

Dans les pays pierreux et montagneux, quand on destine le bœuf à la charette , on l'accoutume, à l'âge de
deux ans et demi , à se laisser ferrer. Il arrive souvent
qu'il se soumet à cette opération dès la première fois ;
mais, s'il est difficile, c'est de le flatter, de le caresser ,
d'être très-patient , de ne jamais le battre; car ce serait
le rendre furieux et indomptable.

A trois ans et demi, on accoutume le jeune bœuf au
joug, encore par la douceur, la patience et les caresses ,
en lui donnant , de temps en temps, de l'orge bouillie ,
des fèves concassées . et d'autres aliments semblables
dont il est très-friand. On l'attèle à la charrue avec un
autre bœuf de même taille, et qui soit déjà dressé; on

les conduit ensemble au pâturage, afin qu'ils se connaissent et s'habituent à n'avoir que des mouvements com-
muns. Il faut prendre garde de se servir de l'aiguillon
dans les premiers moments, dans la crainte de le rebuter
et de le rendre indomptable. On le ménagera au travail,
de peur qu'il ne se fatigue trop. Si le jeune bœuf est
très-difficile à retenir, s'il est impétueux ; s'il donne du
pied, ou est sujet à heurter de ses cornes, tous ces défauts disparaissent, en attachant l'animal bien ferme à
l'étable, et en l'y faisant jeûner pendant quelque temps.
S'il est peureux, si la moindre chose l'effraie, le travail
et l'âge, en diminuant la crainte, remédieront à ce vice;
s'il est furieux, le moyen le plus sûr de le rendre docile
est de l'attacher à une charrette bien chargée, au milieu
de deux autres bœufs qui aient un pas lent, et de lui
donner souvent de l'aiguillon.

DÉFAUTS DES BOEUFS ET MOYENS DE LES CORRIGER.

Quelque bien dressés que soient les bœufs, ils conser-
vent souvent des defauts qu'il est très-difficile de corriger; mais, avec du temps et de la patience, on en vient
à bout : ainsi donc, dès qu'on a acheté un bœuf, il faut
s'appliquer à en connaître le tempérament et les vices,
et les corriger plutôt à force de caresses et de jeûnes,
qu'à force de coups de fouet et d'aiguillon, qui ne font
que les rendre plus durs ou plus fougueux. Le plus sûr
est de les former comme les chiens de chasse ; c'est-à-
dire, les mettre au joug avec un bœuf fait au travail et
de même force, ou entre deux bœufs qui soient instruits
et sages. C'est depuis trois ans jusqu'à cinq qu'on doit
corriger les bœufs de leurs défauts; autrement, il serait
trop tôt ou trop tard.

Si le bœuf est rétif, il faut prendre un bâton tiré du
feu et brûlé au bout, en battre les fesses du bœuf, et l'o-
bliger de cette façon à marcher.

Il y a des bœufs ou vaches qui ont quelquefois peur
de fort peu de chose : ce défaut est ordinaire à ceux qui
sont trop bilieux, parce qu'ayant beaucoup de feu, tout
les frappe et les agite : pour les corriger, il faut y avoir
souvent l'œil, afin de les retenir lorsque cette peur les
prend; ils en guérissent à mesure que le travail et l'âge

diminuent leur grande ardeur. On empêche aussi qu'un
bœuf ne soit peureux, en l'accoutumant de bonne heure
au grand bruit et à la multitude des objets.

Il y a aussi des bœufs furieux par excès; ce qui ne
leur vient que du trop de repos, surtout lorsqu'ils sont
bilieux, ou bien de ce qu'ils sont trop gras : c'est pourquoi, aussitôt qu'on s'aperçoit de ce vice , il faut prendre le bœuf, lui lier les quatre jambes pour le terrasser ,
et ne lui donner que fort peu à manger ; cet exercice et
le jeûne calmeront sa furie avant huit jours : ou bien
prenez un grand joug, et l'attelez à une charrette bien
chargée, au milieu de deux autres bœufs de sa force et
un peu lents; appliquez-lui l'aiguillon souvent , et vous
n'aurez pas fait cela cinq ou six fois, que la pesanteur du
fardeau et les coups d'aiguillon que vous lui aurez donnés , le rendront docile. Les anciens mettaient du foin
aux cornes des bœufs qui les avaient dangereuses, pour
avertir qu'on eût à s'en garantir. On en voit quelquefois
qui sont seulement prompts et sujets à s'emporter; mais
c'est une bonne marque, il n'y a qu'à les traiter avec
douceur et ne les point brusquer au travail : s'ils ne se
corrigent pas, ou que la promptitude aille jusqu'à l'im-
pétuosité, il faut s'en garer, et quand la voix et quelques coups légers ne font point d'effet , il faut les mener
à l'étable , les y attacher bien ferme, et les y laisser
jeûner.

D'autres sont extrêmement paresseux , et sujet à se
coucher par terre plutôt que de travailler. Ce défaut est
assez ordinaire aux bœufs sous poil moucheté ou blanc ,
à cause de leur tempérament flegmatique, qui les rend
nonchalants : on ne saurait les vaincre là-dessus, qu'en
leur réveillant les esprits par la pointe de l'aiguillon ; et
s'il n'y fait rien , il faut les engraisser pour les vendre.

DU TRAVAIL DES BOEUFS.

Il est indispensable que le bouvier panse les bœufs
avant de les mener au travail; ainsi donc, quand il se
sera acquitté de ce soin, il les mènera à l'ouvrage, en
été, dès le point du jour jusqu'à dix heures ; alors il les
ramènera à l'étable, ou les laissera pâturer dans le bois,
à l'ombre , pendant la grande chaleur, et ne les remet_

tra au travail que depuis trois heures de l'après-midi jusqu'à sept ou huit heures du soir. Pendant le reste de l'année, la journée des bœufs se fait tout d'une traite; en hiver, entre deux soleils ; et au printemps et en automne, depuis trois heures du matin jusqu'à sept heures du soir.

Il faut avoir deux paires de bœufs, dont l'une laboure jusqu'à onze heures du matin et l'autre depuis midi jusqu'au soir, le même garçon conduit l'une et l'autre.

L'usage de couvrir d'une grande toile les bœufs qui labourent est très-bon : cette toile les garantit des mouches, du grand chaud, du grand froid et des injures de l'air. On leur met le joug aux cornes ou sur le chinon, pour qu'ils tirent avec plus de force ; on les tient accouplés fortement, afin qu'ils aillent mieux, et on les emmusèle avec quelques branches d'osier pour les empêcher de courir au vert, qu'ils aiment fort.

Il ne faut point mener les jeunes bœufs au labour pendant les grands chauds, les grands froids, ou autres mauvais temps; et quand on les y mène, on ne doit leur faire faire d'abord que des demi-journées, et labourer des terres légères.

NOURRITURE DU BOEUF.

La nourriture du bœuf se divise en nourriture au vert et nourriture au sec. La nourriture au vert s'administre de deux façons : la première consiste à laisser le bœuf la prendre lui-même dans les pâturages ; la seconde, à couper l'herbe et à la lui donner à l'étable.

Dans le premier cas, il ne faut conduire le bœuf au vert que lorsque la rosée est entièrement dissipée, de peur de lui occasioner des enflures et des indigestions : il ne faudra point non plus l'y mener pendant la pluie, ou par un brouillard épais.

Quant à la nourriture verte donnée à l'étable, il ne faudra la présenter au bœuf que douze heures après qu'elle aura été coupée.

La nourriture au sec se compose des mêmes fourrages que la nourriture au vert ; seulement il faudra les avoir fait sécher avec beaucoup de soin, et en avoir extrait les plantes pernicieuses. La moindre humidité échauffe ce fourrage, et peut avoir les conséquences les plus funestes.

PLANTES PERNICIEUSES.

Ces plantes sont de quatre classes. La première comprend les plantes âcres et inflammatoires, telles que les renoncules ou boutons d'or, qui échauffent les bestiaux ; les anémones, surtout celle des bois, qui leur donne la dyssenterie ; les colchiques ; les tithymales, les ellébores, les clématites, les laiches, les glayeuls, les iris, le juncago, les queues de cheval ; enfin, tous les joncs et roseaux dont les feuilles sont tranchantes, et qui irritent, déchirent leurs organes digestifs. Les indigestions par irritation de la panse, les évacuations sanguinolentes suivent l'usage de ces feuilles semées d'aspérités.

Dans la seconde classe sont rangées les âcres, échauffantes et putrides, telles que beaucoup de *crucifères*.

A la troisième classe appartiennent les plantes narcotiques ou convulsives, comme les jusquiames, les solanum ou belladona, l'herbe aux tanneurs. Les coquelicots, qui sont du genre des papaveracées ou pavots, sont dangereux, donnés seuls et en grandes quantités, à raison de leur propriété échauffante et soporifique. La plupart des champignons, connus sous le nom vulgaire de *bouse de vache*, et qui paraissent dans les mois de juin, juillet, août et septembre, sont constamment dangereux. Mais la plus funeste de ces plantes est l'ivraie, ou zizanie à long épis, qui croît parmi les froments, les seigles et les mauvaises avoines. C'est lorsqu'elle commence à pousser que ses effets sont surtout pernicieux. Ces effets sont le vertige ou mal de tête, des faiblesses fréquentes, des mouvements convulsifs et même des maladies épizootiques, si les bestiaux en mangent souvent.

Enfin, on peut réunir à toutes ces plantes dangereuses, la gratiole, qui cause le dévoiement au bétail, et toutes les ombellifères suspectes, comme la grande ciguë, l'œnanthe, *etc.*

CONSTRUCTION ET ENTRETIEN DES ÉTABLES.

Naguère encore la construction des étables était considérée comme chose fort peu importante. Mais des obser-

vations nombreuses ont démontré récemment que les
bestiai.. qui vivent dans l'obscurité dépérissent promptement et que le manque d'air leur est encore plus funeste.
les étables à bœufs doivent donc être extrêmement propres et aérées, il faut qu'elles soient exposées au levant,
et placées dans un endroit sec et élevé; il sera bon qu'on
y pratique des égoûts pour l'écoulement des urines; le fumier sera placé immédiatement dessous ces égouts, qui
contribueront à lui donner une nouvelle valeur. Les étables
seront pavées et toujours bien garnies de litière, afin de
prévenir l'humidité; elles seront éloignées autant que
posssible, du bruit de la basse-cour, car on sait combien
le repos est favorable à la rumination'; au lieu de ne recevoir l'air et la lumière que par des ouvertures très-
étroites, l'étable à bœufs sera percée de plusieurs fenêtres
de moyenne grandeur, et disposées de manière à établir
un courant d'air quand le bétail sera absent.

ENGRAIS DU BOEUF.

Le bœuf que l'on veut engraisser doit être vif, gai,
avoir bon appétit, et digérer facilement. Il faut en outre
qu'il ait les os petits, le ventre ample, les déjections
régulières, la bouche et les naseaux d'une rose pâle. Son
poil doit être épais et luisant. Lorsque le bœuf n'est mis
à l'engrais que pour cause de vieillesse ou d'accident,
il faut commencer par le purger et le gugrir.

L'été est la saison la plus favorable pour engraisser
le bœuf; mais les bœufs engraissés en hiver ont la chair
plus ferme et le suif plus abondant.

Pour les engraisser en été, le bouvier leur donnera,
dès le point du jour, de l'eau mêlée d'un peu de son,
puis il les mènera paître, et les ramènera à l'étable dès
que la chaleur se fera sentir. Au retour il leur donnera
à boire de nouveau, et les laissera en repos pendant
deux ou trois heures. Alors il leur donnera un peu de
luzerne, de fèves de marais et un peu d'avoine ou de
son. Les bœufs ne devront retourner au pâturage que
lorsque la chaleur du jour sera passée. A la fin du jour,
le bouvier fera boire à chaque bœuf un seau d'eau
tiède blanchie avec de la farine d'orge, et il leur donnera de l'herbe fraîchement coupée. Au bout de quel-

ques jours d'engrais, il ne les fera boire qu'une fois
par jour, puis une fois tous les deux jours, et il ira
toujours en diminuant la boisson, jusqu'à ce que les
bœufs ne boivent plus du tout.

Si l'on veut engraisser les bœufs pendant l'hiver, il
ne faudra les faire sortir que fort peu, et seulement pour
prendre de l'exercice ; il faudra que le foin soit toujours
abondant au ratelier, et que l'auge soit bien garnie de
pommes de terre crues et de son qu'on assaisonnera d'un
peu de sel dans le commencement de l'engrais. Au bout
de quelques jours, les pommes de terre seront roulées
dans de la farine d'avoine, puis dans de la farine de
seigle, et l'on finira par donner aux bœufs des pelotes
de farine d'orge et d'avoine pétries avec l'eau tiède et
du sel.

Si le bouvier remarque que l'appétit d'un bœuf diminue, il lui fera manger un peu de salade fortement
salée, ou vinaigrée, ou ce qui est préférable, il s'abs-
tiendra de lui donner à manger pendant vingt-quatre
heures.

DEVOIRS DU BOUVIER.

Le bouvier doit panser les bœufs de grand matin ; en
entrant dans l'étable, il les appellera par leur nom afin
de les faire lever sans les brusquer, puis il les étrillera,
les bouchonnera, leur lavera les yeux, et s'assurera que
la mangeoire est propre avant que d'y déposer la nourriture. Pendant les grandes chaleurs, le bouvier aura
soin de mêler, de temps en temps, un peu de vinaigre
à la boisson des bœufs.

Au retour des champs, le bouvier devra de nouveau
bouchonner ses bœufs, il leur lavera les pieds, et leur
ôtera les cailloux et les ordures qui auraient pu s'y
mettre ; il devra aussi s'assurer tous les jours si ses
bœufs ne sont point tourmentés de vermine, si leur
déjections sont naturelles et régulières, s'ils ont bon
appétit, s'ils n'ont reçu aucune contusion, s'il n'offrent
aucun symptôme de maladies. Ils ne les attachera à la
mangeoire que lorsqu'ils seront délassés et les tiendra
un peu éloignés les uns des autres dans l'étable, afin
qu'ils ne s'entrebattent pas.

MALADIES DU BOEUF.

—

REMEDES.

Les maladies auxquelles le bœuf est exposé sont nombreuses, et proviennent fort souvent de l'excès du travail pendant les grandes chaleurs et les grands froids. Les principales maladies internes sont l'apoplexie, l'esquinancie, la toux, la péripneumonie, la courbature, la pulmonie, l'hydropisie, les tranchées, les indigestions, la dyssenterie, le pissement du sang, la rétention d'urine, la constipation, la jaunisse, les vers, l'égagophile, la pleurésie, le flux de ventre.

Les maladies externes se divisent en maladie de l'avant-main, maladie du corps, et maladie de l'arrière main. Celles de *l'avant-main* sont : le durillon, la fracture des cornes, l'enflure des lèvres, du col, de la tête, l'engorgement des glandes de la ganache, les aphtes, le chancre à la langue, le charbon, l'avant-cœur, l'emphysème, la loupe au coude, l'entorse à la bleime. Les *maladies du corps*, sont : la gale, les dartres, les verrues, la fracture des côtes, l'effort des reins, l'œdème sous le ventre et la brûlure. *Les maladies de l'arrière-main* sont : l'effort de cuisse, l'éparvin, la tumeur au jarret, le clou de rue, les chicots et l'ulcère.

LES PLAIES.

Les plaies des bœufs, simples ou composées, ne doivent pas être pansées plus d'une fois par jour.

Pour que les plaies simples se guérissent aisément, il suffit de rapprocher les bords de la peau, de les arroser avec du baume de commandeur, ou de l'eau-de-vie et de les maintenir avec une bande de toile. Les plaies composées, c'est-à-dire jointes à d'autres plaies avec perte de substance, doivent être garnies d'un plumas-

seau d'étoupes, légèrement couvert d'onguent basilicum :
après avoir mis deux ou trois appareils de ce genre, on
finit par le laver d'abord avec de l'essence de térébenthine, puis avec de l'eau tiède saturée de sel de table.
de la charpie en poudre est disposée sur la plaie après
l'ablution.

ABCÈS.

L'abcès n'est autre chose qu'une tumeur inflammatoire
arrivée à l'état de suppuration (voyez *Enflures*); pour
accélérer la maturité de l'abcès, on graisse la tumeur
avec du beurre frais; on la couvre d'un cataplasme composé d'oignons de lis blanc cuit sous la cendre, pilé avec
du beurre frais et appliqué fort chaud. Lorsque l'abcès
est mûr, il faut perser la peau; puis on étend de l'onguent basilicum sur un tampon de vieille corde effilée
et on l'applique sur la plaie.

APHTES.

Les Aphtes sont de petits ulcères situés sur la langue,
les lèvres, les gencives et le palais, renfermés dans la
bouche; c'est une maladie légère, mais il arrive quelquefois qu'elle s'étend le long de l'œsophage, de l'estomac et des intestins, et qu'elle excite la fièvre, le
dévoiement et la dyssenterie.
Pour guérir les aphtes, on fera bouillir dans un verre
de bon vinaigre, quatre gousses d'ail pilées, une once de
poivre concassé et une cuillerée de sel; puis on trempe
dans ce mélange un linge dont on entoure un billot,
que l'on fait mâcher au bœuf, le matin et le soir pendant une heure

APOPLEXIE.

On reconnaît qu'un bœuf est menacé d'apoplexie à
l'engourdissement, au dégoût et au froid des extrémités.
Le meilleur remède est la saignée pratiquée à plusieurs
reprises, et les lavements stimulants, et un purgatif
composé de deux onces d'aloés et de quatre onces de
miel dissous dans un verre d'eau.

ASSOUPISSEMENT.

Certaines plantes qui se rencontrent dans les pâturages plongent quelquefois le bœuf dans un assoupissement profond , une espèce de léthargie. Cet accident est peu grave et se traite par les rafraîchissants.

AVANT-COEUR.

On nomme avant-cœur une tumeur qui paraît en dehors sur le poitrail du bœuf. Quand ce mal ne serait pas extérieur, il serait aisé de connaître si le bœuf en est attaqué , parce qu'alors il est extrêment triste , lent et lourd , il a les yeux stupides et inanimés, le cou penché, la bouche toujours pleine de salive, l'épine et le terrain du dos roide , et le poil tout hérissé ; il est dégoûté, rumine rarement, et est sujet à des défaillances de cœur qui le font quelquefois tomber tout de son long.

Pour le guérir , piquez la tumeur à deux ou trois endroits avec une alène bien piquante, mettez-y gros comme une aiguille de racine d'ellébore , et frottez le mal avec du beurre frais , de l'onguent althéa , de l'huile de laurier.

Et comme la tumeur est pleine d'une humeur maligne, pour empêcher que cette malignité ne se communique au cœur , il faut , outre l'ellébore qui l'attire en dehors , faire avaler au bœuf un demi-septier de gros vin, dans lequel on aura dissous à froid gros comme deux fèves d'orviétan ou de thériaque.

BARBILLONS.

C'est une grossière erreur propagée par la routine et une foule de mauvaises compilations que de croire à l'existence de cette maladie. Les barbillons ne sont pas des excroissances de chair qui poussent sous la langue du bœuf, ainsi que le croient les bouviers ignorants; ce sont tout simplement les filets de la langue ; de sorte qu'en coupant ces barbillons on cause un mal réel, pour guérir un mal imaginaire. Si le bœuf est dégoûté, tâchez de ranimer son appétit au moyen du sel et du vinaigre , ne croyez pas aux barbillons.

BOITERIE.

Les bœufs ne boitent pas toujours pour s'être fiché quelque clou ou quelque chicot aux pieds ; ils boitent quelquefois pour y avoir eu froid : en ce cas il faut leur laver le pied malade , y faire une ouverture avec la lancette , laver la plaie avec de l'urine , ensuite la saupoudrer de sel , et y infuser de l'huile chaude , ou bien de la cire fondue avec l'huile , et l'envelopper de quelque linge.

Quelquefois aussi le sang du bœuf extravase et tombe sur le pied , ce qui le fait boiter , à cause de l'inflammation qui y survient , et la douleur qui la suit. Aussitôt qu'on s'aperçoit du mal , il faut d'abord visiter la corne du pied , la toucher ; et où l'on sent de la chaleur et le bœuf de la douleur , on frotte l'endroit , et on le scarifie pour en faire sortir le sang. Mais s'il a déjà pénétré l'ongle , il faut , de crainte qu'il n'y cause un plus grand désordre , fendre un peu cet ongle avec quelque instrument tranchant dans le milieu de la fourchette , puis prendre de la charpie ou des étoupes , les imbiber de vinaigre mêlé de sel broyé , et l'appliquer sur la plaie avec un bandage par-dessus.

Il est nécessaire pour lors que le bœuf boiteux soit dans une étable , dont le plancher ne soit point humide , parce que pour guérir , il faut qu'il ne mette pas le pied dans l'eau.

Le premier appareil levé , on nettoie bien la plaie , puis on prend du vinaigre , de l'huile et du sel , on mêle le tout , on y trempe des étoupes qu'on applique de nouveau sur le mal ; ou bien on prend du vieux oing et suif de bouc ou de mouton , on les fait fondre ensemble pour mettre sur la plaie

Si on voit que le sang soit descendu jusqu'à l'extrémité de la corne , il faudra la couper jusqu'au vif , afin que le sang puisse en sortir. Il ne faut pas fendre la corne par le milieu , mais seulement par le bord.

Il survient quelquefois une enflure aux genoux du bœuf boiteux , qui lui cause de la douleur ; il faut frotter la partie avec du vinaigre chaud , et y mettre de la graine de lin imbibée d'eau et de miel ; ou pour le mieux on emploie la recette suivante :

Prenez trois pintes de lie de vin rouge, une chopine de vinaigre, une poignée de racine d'orties grièches bien découpées, et une demi-livre de miel, faites bouillir le tout avec un demi-septier de farine de seigle, et l'appliquez bien chaudement sur le mal

On peut encore pour résoudre ou dissiper la tumeur y mettre du levain et de la farine d'orge détrempée en vin cuit; ou de l'eau emmiellée cuite, et si la tumeur vient à suppuration d'elle-même, à la bonne heure, sinon il faudra la percer avec la lancette, comme nous l'avons indiqué à l'article *Abcès*.

BRULURE.

La brûlure des bœufs peut résulter d'un incendie, du contact de l'eau bouillante, ou de l'application des cautères par une main malhabile : ordinairement il suffit, pour guérir la brûlure, de piler des pommes de terre et de les appliquer sur la plaie en les renouvelant quatre ou cinq fois par jour. Cependant, si la brûlure était grave, il serait prudent de saigner le bœuf, et de couvrir la plaie d'un cataplasme de farine de graine de lin.

BUBON.

Il y a deux espèces de bubons, le simple et le pestilentiel. Le premier a pour cause ordinaire la suppression de la transpiration ou le séjour prolongé dans une étable mal entretenue, il se traite absolument comme les abcès, (voyez *Abcès*). Le bubon pestientiel paraît presque toujours à la suite des fièvres malignes. Le bubon simple ne s'attache qu'aux glandes inguinales ; le bubon pestilentiel se montre sur plusieurs parties du corps, suppure difficilement, et lorsqu'on l'a guéri dans une partie du corps, il arrive souvent qu'il reparaît dans une autre. Le bœuf atteint du bubon pestilentiel est triste, boîte et digère mal, toutes ses fonctions sont troublées; il faut le tenir à la diète en ne lui donnant que de l eau blanche nitrée, et appliquer sur le bubon des cataplasmes curatifs d'oignons de lis, fiente de pigeon, gomme ammoniaque, euphorbe, le tout mêlé avec du savon noir, ou les remplacer par un onguent d'huile de laurier et de cantharides. Avant d'appliquer ces remèdes, on fait des scarifications au bubon en l'ouvrant avec un bistouri ; mais, s il est vers les glandes inguinales, cette opération est fort difficile, à raison de la grandeur et du nombre des vaisseaux qui s'y ramifient ; on l'extirpe plus aisément ailleurs. La tumeur scarifiée, on achève de la panser avec de l'eau-de-vie camphrée ou de l'essence de térébenthine : si la force de l'animal est abattue, ou lui fait prendre une boisson de thériaque et de vin.

CHARBON.

Cette maladie se manifeste extérieurement par des tumeurs de la grosseur d'une noix : souvent il n'en parait qu'une qui prend au flanc, et qui s'augmente insensiblement, en se communiquant par des fusées jusqu'aux bourses, qui grossissent prodigieusement. Cette tumeur est dure et noire, et ne contient point de pus. Les vaisseaux voisins de cette tumeur enflent, s'engorgent, et deviennent durs et tendus comme des cordes; quand ces tumeurs paraissent au poitrail et aux lieux les plus voisins de la tête, à peine a-t-on le temps de secourir l'animal. Quelquefois la peau se sillonne et se fend en divers endroits, et particulièrement aux pieds.

Aussitôt qu'une tumeur paraît, il faut ventouser en avant du mal, et continuer la même opération, en avant des autres tumeurs, s'il en reparaît. On ouvre ensuite chaque tumeur avec un rasoir, et on lave la plaie jusqu'au vif avec du vinaigre de vin, mêlé de sel, d'ail pilé et de poivre. On continue ces soins jusqu'à l'extinction du venin.

CHARBON MUSURAIGNE.

Ce charbon est un dépôt critique à la partie supérieure et inférieure de la cuisse; il survient subitement, après quelque fièvre inflammatoire ; l'animal boîte, est sans force, et les accidents de toute espèce se succèdent avec tant de rapidité, que souvent l'animal meurt en moins d'un jour ou d'une demi-journée.

Le traitement de cette terrible maladie est le même que celui du bubon pestilentiel (voyez *Bubon*).

CONSTIPATION.

Cette maladie a pour cause ordinaire la fatigue ou la grande chaleur. Les lavements d'eau tiède suffisent presque toujours pour la guérir. Cependant lorsqu'elle persiste, il est indispensable de saigner l'animal et de ne lui donner pour toute nourriture que du petit-lait et du son mouillé. Au pis aller, il faudrait le purger avec une demi-livre d'huile de lin , et lui administrer des lavements avec cette même huile, à la dose d'une pinte.

CONTUSIONS.

Les contusions, ordinairement causées par les coups de pied, coups de cornes, coups de pierres ou de bâton, n'ont besoin communément que d'être lavées avec de l'eau fortement salée. Si la suppuration s'établissait , il faudrait employer les remèdes indiqués pour l'abcès, (voyez *Abcès*).

CRAMPE.

C'est une indisposition fort légère dont il ne faut s'occuper qu'autant qu'elle est fréquente; dans ce cas il suffit de frotter le jarret et la jambe avec de l'essence de térébenthine.

DARTRES.

Les causes qui produisent la gale sont les mêmes que celles qui produisent les dartres; il faut donc les traiter de la même manière, (voyez *Gale*).

DYSSENTERIE.

La dyssenterie s'annonce par une grande difficulté de fienter ; le bœuf rend, avec peine, quelques matières glaireuses, qui ne tardent pas à dégénérer en flux de sang abondant : la fièvre devient alors très-ardente. Si la dyssenterie paraît grave, il faut d'abord saigner l'animal. Prenez ensuite une bouteille de lait ; joignez-y un quarteron de miel, une demi-poignée de sel, et la valeur d'une petite noix de crasse de cheminée réduite en poudre : mêlez bien le tout ensemble ; faites-le chauffer et avaler tiède ; immédiatement après , donnez air par le fondement. Si cela ne suffit pas , au bout de quelques heures , donnez un lavement de petit-lait bouilli avec une poignée de putrelle, herbe toujours verte et qui croît communément dans les jardins. Quand le petit-lait aura bouilli, passez et réduisez-en la quantité à une bouteille par lavement, ajoutez y une pincée de sel bien égrugé, trois onces de miel et un petit gobelet d'huile douce ; ayez soin que le tout soit bien mêlé.

Si la dyssenterie est maligne et contagieuse, il est indispensable d'appeler un vétérinaire. Cependant , en l'attendant, on pourra administrer avec succès le lavement que voici : Prenez quatre poignées de mille perthuis, et faites-les bouillir dans deux pintes d'eau; faites dissoudre une once de térébenthine dans deux jaunes d'œufs, que vour mêlerez avec la décoction vulnéraire.

EAU ROUSSE.

Ce qu'on appelle vulgairement *eau rousse* n'est autre chose que le charbon symptomatique ; il se manifeste par les symptômes suivants : dégoût, tristesse, cessation de la rumination; froid des cornes , des oreilles et des extrémités; douleur de l'épine du dos et des lombes, dureté de la panse, urines rares ou supprimées, déjections arrêtées : le frisson fébrile suit ou même précède ces symptômes.

Il faut, dès le commencement, faciliter l'éruption des tumeurs en bouchonnant fortement , en donnant des breuvages sudorifiques : un moyen qui réussit souvent consiste à poser sur l'animal, bien couvert, un chaudron plein d'eau bouillante. Il faudra aussi lui administrer des lavements composés comme il suit :

Ayez feuilles de mercuriale, deux poignées , bouilies légèrement dans deux pintes d'eau; coulez sur deux onces de feuilles de séné ; laissez infuser deux heures ; ajoutez oximel simple et sel d'epsum.

Ou bien encore, une pinte d'huile de lin, dans laquelle on met une once et demie de sel de table.

ÉBULLITION.

Les grandes fatigues, les sueurs, en accumulant la transpiration dans les pores, donnent lieu à l'ébullition : cette indisposition couvre tout le corps de petits boutons superficiels : n'employez ni saignées, ni rafraîchissants, comme le font, à tort, beaucoup de bouviers ; donnez le breuvage sudorifique suivant :

Prenez feuilles de sauge, de rue, de sabine, fleurs de sureau, de chaque une poignée ; faites-les bouillir dans trois chopines d'eau; passez; ajoutez alcali fluor ou concret, un demi-gros; couvrez l'animal chaudement.

ÉCORCHEMENT DE LA LANGUE.

Cette maladie a pour cause ordinaire des herbages et feuilles d'arbrisseaux infectées de chenilles. Ces excoriations de la langue se guérissent, en faisant boire à l'animal de l'eau mélangée de vinaigre.

ÉCOULEMENT PAR LES NASEAUX.

Cet écoulement provient de l'engorgement du poumon. S'il y a ulcère au poumon, ce mal est sans remède; s'il n'y a point ulcère, le remède suivant est infaillible :

Prenez un quarteron de beurre frais, que vous faites noircir sur le feu, comme celui de la friture. Ce beurre retiré du feu, ajoutez-y une très-petite mesure d'eau-de-vie, et la même quantité de vinaigre de vin, et deux liards de poivre blanc moulu. Faites avaler ce breuvage à l'animal, et, le lendemain, faites-lui boire ce qu'il rendra d'urine dans la matinée, et cela pendant quatre ou cinq jours de suite, pendant lesquels, et encore trois jours après, vous lui donnerez chaque jour dans l'avoine, une once moitié foie d'antimoine et moitié fleur de soufre en poudre. Ayez soin de le faire boire, tous les jours, environ une heure après midi, et de lui donner sa nourriture ordinaire.

EFFORT DES REINS.

L'effort des reins est causé par la chute du bœuf, ou par l'effort qu'il fait pour se relever. On commence à traiter ce mal par les cataplasmes adoucissants ; ensuite on frotte les reins avec parties égales d'esprit de térébenthine et d'eau-de-vie ; et surtout on empêche l'animal de se coucher, de crainte qu'en se relevant il ne renouvelle l'effort.

EMPYÈME.

Les symptômes de cette maladie sont : la fièvre, la toux sèche, l'oppression, des agitations, des frissons et des enflures œdémateuses. Cette maladie est absolument incurable.

ENCLOUURE

On prend le pied encloué, on en tire le clou ou le chicot qui l'a blessé ; ensuite on jette sur la plaie de l'huile toute chaude, sur laquelle on met des étoupes, qu'on enveloppe avec un linge : ce seul soin, pris deux ou trois fois, et un peu de repos, opèrent la guérison.

On peut aussi faire fondre sur l'enclouûre de l'huile faite de térébenthine, de noix, ou de mille-pertuis

On emploie ces mêmes remèdes, quand le bœuf s'est piqué le pied à quelque épine, clou ou chicot.

ENFLURES DU VENTRE.

Cette indisposition, qui affecte aussi le bas-ventre, est produite par une quantité de vents renfermés dans cette partie et dans les boyaux ; la peau du ventre est tellement tendue, qu'elle rend un son sourd, quand on le frappe : c'est le dernier degré des tranchées venteuses. Outre cette tension du ventre, la constipation et les vains efforts de l'animal pour rendre des vents, font reconnaître la tympanite.

Mettez de suite en usage les frictions secues ou bouchonnements, saignez sitôt que vous serez assuré que la digestion des aliments est faite; donnez le breuvage suivant : Feuilles de sauge, de menthe, d'absynthe, de chaque une poignée; baies de genièvre et semences d'anis, de chaque une demi-poignée; faites bouillir le tout dans une pinte d'eau, et laissez infuser pendant quelques instants après l'ébullition, en couvrant le vase ; passez ensuite, et ajoutez-y une pinte de vin rouge ; et administrez le tout en deux fois. On administrera en même temps un ou deux lavements composés d'une décoction de camomille et de fleurs de mercuriale.

ENTORSE.

Pour l'entorse, il n'y a qu'à prendre du sain-doux, du miel et du vin blanc, faire bouillir le tout ensemble, et en frotter le mal pendant trois jours, quatre fois par jour, et il guérira.

S'il y avait *Dislocation*, il faudrait remettre l'os, frotter la partie disloquée avec la mixtion que je viens de dire, ou avec de la couperose dissoute à froid dans une pinte d'eau (on se sert d'eau-de-vie faute de couperose), et y appliquer sur des étoupes un cataplasme composé de trois onces de sain-doux et d'un poisson d'eau-de-vie, mêlée avec une demi-écuellée de farine de froment dans une chopine de vin blanc, le tout bouilli et appliqué chaud.

ÉPREINTES OU TENESME.

Le tenesme est une envie fréquente et, pour ainsi dire, continuelle, mais inutile, de fienter ; l'animal ne rend tout au plus qu'un peu de matière sanguinolente, et quelquefois comme du pus. Le tenesme est le symptôme principal de la diarrhée et de la dyssenterie ; mais il appartient encore à d'autres maladies vers lesquelles on dirige le traitement. Nous le considérons isolément ici : en conséquence, nous conseillons les lavements gras et calmants, composés d'une jointée de son de froment, d'une poignée de graine de lin, bouillie dans trois pintes

d'eau , jusqu'à ce que le lin ait rendu son mucilage ;
réfroidi et passé, ce lavement ce mêle avec deux onces
d'huile d'olive : si cela n'agit pas assez promptement, on
ajoutera deux têtes de pavots avec leurs graines, pour
chaque pinte de décoction.

ÉRYSIPÈLE.

L'érysipèle se manifeste par la chaleur, la rougeur et
la démangeaison de la peau. Après avoir saigné l'animal, on lui fera boire du petit-lait mêlé de vinaigre ,
et l'on appliquera sur la partie malade un cataplasme de
mie de pain et de lait.

Dès que l'inflammation sera apaisée, on appliquera des
cataplasmes de fleurs de sureau et de sauge bouillies ensemble , que l'on renouvellera trois ou quatre fois par
jour.

ESQUINANCIES.

Il y a quatre sortes d'esquinancies , savoir : l'esquinancie inflammatoire, l'esquinancie catarrhale, ou fausse
angine, l'esquinancie gangréneuse, et l'esquinancie convulsive.

L'*esquinancie inflammatoire* ou *mal de gosier* est une
maladie des plus aiguës; on la reconnaît par le frisson ,
la fièvre violente, la pesanteur de la tête, le gonflement
flegmoneux du gosier; la déglutition et la respiration en
sont plus ou moins gênées ; l'animal a les oreilles , les
cornes et les extrémités très-chaudes, et il a les flancs
agités. Le chaud et le froid qui se succèdent promptement, les plantes âcres et brûlantes, *etc.*, sont souvent la
cause de l'esquinancie. Elle demande alors des saignées
promptes et copieuses, tant du cou que du plat de la cuisse.
Les scarifications dans la bouche y sont utiles pour dé-
gorger les parties; on les lave ensuite avec un gargarisme
fait avec une décoction de racines de guimauve fraîche ,
à la dose d'une once pour chaque pinte d'eau, et à laquelle on ajoute une chopine de bon vinaigre. On fait
encore usage des fomentations et des cataplasmes émollients, et on donne quelques lavements purgatifs. Si ,

malgré ces remèdes, on voit que l'esquinancie ne peut point se terminer par la voie de la résolution ou de la suppuration, il faut craindre que l'esquinancie inflammatoire ne tourne en esquinancie gangréneuse.

L'esquinancie catarrhale a pour symptômes une légère inflammation au fond de la bouche. Le traitement de cette esquinancie ne demande pas toujours la saignée ; mais le breuvage purgatif antiputride, indiqué à l'article précédent, y est nécessaire. On lave souvent la bouche avec le masticatoire anti-putride suivant :

Prenez gousses d'ail pilées. . . . . · 4 onces.
Sel de table, cuillerée à bouche. . . . 1 once.
Poivre concassé. . . . . 1 once.
Miel ordinaire. . . . . 4 onces.

Faites bouillir le tout un instant dans un verre de vinaigre ; trempez dans ce mélange un linge, dont vous entourerez un billot, que vous ferez contenir dans la bouche de l'animal, pendant une heure, matin et soir.

Ce linge ne doit servir qu'une fois, pour la même bête.

Si l'esquinancie est gangréneuse, on voit un gonflement et des taches jaunes ou brunes dans l'intérieur de la bouche et même jusqu'aux lèvres ces taches deviennent des aphtes. Quand le mal est plus profond et plus caché, la difficulté d'avaler, le râle, la sortie de quelques lambeaux membraneux le montrent assez ; les aphtes ou ulcères se répandent dans les naseaux, l'œsophage ou gosier, dans les estomacs et les intestins, ce qu'il est de la dernière importance de prévenir, car rien ne pourrait sauver l'animal. Les symptômes mortels de cette dernière maladie, ordinairement contagieuse, sont l'enflure de la langue, l'infection de l'haleine, la respiration laborieuse, le pouls petit et irrégulier : en ce cas l'animal meurt du cinquième au neuvième jour.

On parvient pourtant à le sauver en le traitant comme pour l'esquinancie catarrhale, en lui faisant prendre les breuvages indiqués contre la gangrène.

Quant à l'esquinancie convulsive qui ne présente ni engorgement, ni tumeur, ni rougeur, elle est nécessairement mortelle, attendu qu'elle provient de la pourriture des poumons.

ÉTRANGUILLONS.

Les *Etranguillons* ne sont autre chose que des humeurs qui descendent d'un cerveau réfroidi sous la gorge du bœuf, et qui forment des glandes, qui en grossissant peuvent étouffer le bœuf.

Pour y remédier, on lui ouvre matin et soir ces glandes avec une lancette, puis on lui frotte entièrement le dessous de la gorge avec de l'huile de laurier et du beurre frais battus ensemble à froid : il faut avec cela lui tenir chaudement la tête, en la lui couvrant d'une bonne couverture ; autrement il courrait risque de mourir.

Quelques-uns, pour résoudre ces glandes enflées, les broyent rudement avec la main ; ils les battent avec le manche d'un marteau, ou autre chose semblable, jusqu'à ce que les étranguillons soient tout-à-fait rompus : cela fait, ils les percent avec une lancette ; ensuite ils saignent le bœuf sous la langue, ou à la veine du cou, et après ils lui lavent la bouche avec du sel et du vinaigre, qu'ils lui soufflent aussi dans les oreilles, en les lui broyant pour les faire mieux pénétrer.

Il est à propos que la saignée soit abondante, et lorsqu'on voit que la tumeur se dissipe, il n'y a plus qu'à donner de bonne nourriture au bœuf pour qu'il reprenne ses forces.

Il arrive quelquefois que les étranguillons qu'on a broyés se convertissent après en abcès, par quelque sang extravasé qui y est resté : alors il faut avoir recours aux suppuratifs ; et pour cela on frotte tous les jours la tumeur qui est sous la gorge avec beurre frais, althéa et huile de laurier, le tout battu ensemble et à froid. D'autres y appliquent un cataplasme fait avec racines de mauves hachées menu, pilées et cuites dans l'eau, avec du vieux oing.

Lorsque la tumeur est venue à matière, si l'ouverture par où elle sort n'est pas assez grande, on pourra y faire une petite incision avec un rasoir ; tous les jours, on nettoyera bien la plaie avec du vinaigre et du sel et on lui applipuera une emplâtre faite avec vinaigre, sel et lie d'huile, le tout à dose égale et bouilli ensemble ; mais de crainte que la plaie ne se ferme trop tôt, il est bon

d'y mettre un plumasseau frotté d'onguent *Ægyptiacum.*
Et pour dissiper le mauvais levain qui pourrait rester
dans les glandes du cou du bœuf, on le purge en lui faisant avaler dans quatre verres de vin deux cuillerées de
poudre de racine de concombre sauvage, et un peu de
sel nitre mêlés ensemble.

FAIBLESSE DE CŒUR.

S'il arrive que le bœut soit troid par tout le corps, et
que l'on ne sente aucun battement de cœur, il faut le
bouchonner fortement et lui faire avaler un breuvage
composé de deux doses de thériaque délayée dans une
pinte de vin rouge ; il faudra en outre le couvrir chaudement. Si malgré ces soins, les sueurs se refroidissent
sur la peau, le mal est incurable et la mort prochaine.

FLUX DE VENTRE.

Dès que le flux de ventre ou diarrhée se manifeste,
il faut cesser de conduire le bœuf au pâturage. Donnez-
lui alors pour nourriture ordinaire de la paille et du son
sec de froment, et pour boisson de l'eau tiède ou du
petit-lait blanchi avec de la farine d'orge ; administrez
des lavements de mauve et de pas-d'âne, et mêlez des
fèves rissolées dans le son.

Le lendemain, faites avaler à jeun une once de dias-
cordium ou thériaque, qu'on délaicra dans une pinte de
décoction de baies de genièvre ; réitérez ce breuvage
pendant trois jours s'il le faut. Si l'animal est trop af-
faibli par le dévoiement, préparez-lui une sorte de thé
avec rubarbe et séné, de chaque demi-once ; réglisse
et grains d'anis, de chaque une once, infusés dans
une pinte d'eau, à laquelle, après l'avoir passée, on
ajoute une pinte de vin.

Si ces remèdes sont infructueux, ce qui est fort rare,
on lui donne des breuvages et des lavements de grande
consoude, feuilles d'ortie, aigremoine, mille-pertuis,
de chaque une poignée, dans une pinte d'eau, à laquelle on ajoute une pinte de vin rouge, et deux gros d'eau

de rabel pour les breuvages. Ces remèdes sont dits as-
tringents ou resserrants.

FOURBURE.

Le bœuf attaqué de la fourbure a peine à marcher,
et en marchant il avance ses pieds l'un près de l'autre,
par la peine qu'il a de les mouvoir, surtout s'il est four-
bu du devant et du derrière. Le pansement est égal
pour une partie comme pour deux.

Coupez les huit petits galets ou cafignons qui sai-
gneront beaucoup : cette saignée suffit quelquefois pour
guérir l'animal ; répétez-la, si elle est insuffisante,
mais que ce soit à la jugulaire, en observant que, si
les jambes sont enflées, il faut les graisser avec partie d'huile d'aspic et partie d'huile de laurier un peu
chaudes.

FRACTURES DES CORNES.

S'il arrive qu'un bœuf se casse une corne, et qu'elle
ne soit pas tombée tout-à-fait, il faut la faire sauter à
l'endroit par où elle est cassée, pour avoir plus de fa-
cilté à en arrêter l'hémorrhagie, que l'on fait cesser avec
une poignée d'orties grièches ou orties à fleurs blanches,
pilées avec une demi-poignée de sel, et l'envelopper
avec des étoupes. Il arrive aussi souvent que les cornes
recourbées rentrent vers la tête et blessent l'animal,
alors on les coupe par le bout avec un fer tranchant que
l'on a fait rougir.

GALE.

La gale vient principalement d'un sang échauffé et
corrompu.

Pour la guérir, il faut saigner le bœuf à la veine du
cou, et lui donner un lavement d'herbes rafraîchissantes.

Ensuite on lui fait donner pour médicament une chopine de lait de vache, une once de tartre et un quarteron de miel mêlés ensemble.

On le nourrira d'herbe en été, et en hiver de foin humecté et de son mouillé deux fois par jour. Ensuite, durant quelque temps, on le frotte d'un onguent composé de cette manière :

Prenez du sain-doux environ une livre, une chopine d'huile d'olive, deux onces de soufre vif, autant de myrrhe et une demi-once d'alun de plume; broyez le tout ensemble dans une chopine de bon vinaigre, et frottez-en le corps du bœuf.

Quelques-uns prennent un demi-verre de suc d'ellébore, qu'ils mettent dans une chopine de vin, et le font avaler au bœuf galeux ; ce remède a la vertu de chasser par le bas toutes les mauvaises humeurs qui causent la gale.

Ou bien, on frotte la gale, pendant trois ou quatre jours, avec deux onces d'huile de chenevis et une demi-once de cantharides, qu'on a fait bouillir ensemble.

La graisse de volaille, mêlée avec de l'huile d'olive ou du fiel de bœuf incorporé avec du soufre vif pulvérisé, de l'absinthe, de l'huile, du bon vinaigre et un peu d'alun de plume en poudre, sont aussi très-bons contre la gale.

Il est bon de prendre une étrille ou un bouchon de paille, d'en frotter fortement les endroits galeux pour en ôter la croûte, de manière que le sang en sorte, puis frotter la gale une fois le jour avec du savon mêlé dans de l'eau de lessive.

Lorsque la gale est guérie, pour nettoyer la peau du bœuf, il faut la frotter avec du soufre vif, mêlé avec de la poudre de térébenthine ou avec du vinaigre.

GANGRÈNE.

S'il arrive qu'une tumeur inflammatoire, au lieu de se résoudre ou de suppurer, devienne froide, molle, insensible, et qu'il en découle une espèce de sérosité rougeâtre, cela annonce que la gangrène est imminente. Il faut donc aussitôt scarifier fortement toute la partie qui menace de se gangrener. Prenez ensuite les côtés des incisions pour faire sortir le sang noir, épais, et la sérosité ; lavez ensuite avec du vinaigre saturé de sel commun ; faites un premier pansement avec l'èssence de térébenthine et de quinquina en poudre, six gros : mêlez et incorporez ensemble.

Lorsque la gangrène est parfaite, ce qu'on nomme sphacèle, on prend un bistouri, avec lequel on fend la peau en croix ; puis on extrait jusqu'au vif, toute la partie gangrénée, en ayant soin de ne pas toucher aux nerfs, tendons et gros vaisseaux. Cela fait, on étuve la plaie avec du vinaigre, et, lorsque le sang est arrêté, on la recouvre d'un plumasseau garni d'un onguent composé de deux onces de mouches cantharides, autant d'euphorbe, autant de sublimé corrosif, le tout en poudre ; une demi-once d'essence térébenthine, quatre onces d'onguent basilicum, le tout bien mélangé. On rabat ensuite les quatre lambeaux de chair sur le plumasseau, que l'on recouvre d'un autre plumasseau plus large, et chargé du même onguent ; le tout doit être maintenu par un bandage. Lorsque les scarifications seront faites, il faudra mêler, dans une chopine d'eau de décoction de genièvre, six gousses d'ail hachées, deux gros de camphre dissous dans deux gros d'eau de rabel, deux gros de quinquina en poudre et deux onces de miel. Vous donnerez ce breuvage froid au malade, et vous recommencerez plusieurs fois, de six heures en six heures. Vous lui administrerez, en outre, un lavement composé d'un verre de bon vinaigre bouilli dans deux pintes d'eau.

HERNIE.

La hernie du ventre provient presque toujours de coups de cornes. Lorsqu'elle ne présente qu'une petite bosse, et que la peau n'est pas entamée, ce n'est qu'une contusion ; mais, si les chairs se séparent, il faut bassiner la partie malade avec de l'eau-de-vie, et soutenir ses boyaux avec un suspensoir de toile, afin de les remettre en place.

HYDROPISIE DE POITRINE.

Cette maladie est produite par un amas d'eau dans la poitrine ; ses symptômes sont : la respiration difficile, la toux sèche, quelquefois un écoulement de mucosité par les naseaux, le pissement de sang et la fièvre lente. Cette maladie est incurable.

INCONTINENCE D'URINE.

Bien que l'écoulement involontaire d'urine ne cause point de douleur, il faut cependant y remédier, de peur des accidents qui peuvent en être la suite. Cette maladie se traite absolument comme la diarrhée (voyez *Flux de ventre*).

INDIGESTION.

On reconnaît que le bœuf ne digère point, ou qu'il digère mal, quand il a les nerfs tendus et roides, les yeux pesants, qu'il ne rumine point, qu'il rote, et que son ventre gronde.

Pour le guérir de l'indigestion, prenez neuf pintes d'eau chaude et trente rejetons de choux que vous ferez un peu bouillir ; ajoutez-y un bon verre de vinaigre, et donnez le tout à manger au bœuf, sans le nourrir d'autres choses.

Ou bien tenez-le enfermé dans une étable, prenez quatre livres de sommités de lentisque et d'olivier sauvage, broyez-les bien, ajoutez-y une livre de miel, mêlez le tout dans quatre pintes et demie d'eau, et laissez-le infuser à l'air l'espace d'une nuit ; ensuite faites-le avaler au bœuf en le lui entonnant dans la bouche. Cela fait, une heure après, donnez-lui à manger quatre livres d'ers (c'est une espèce de vesce noire), macérées dans de l'eau, et ne lui laissez boire autre chose : en continuant ainsi pendant trois jours, toute la cause du mal se dissipera.

Si on néglige de remédier à l'indigestion, l'enflure survient au ventre, et le bœuf souffre de grandes douleurs dans les entrailles, de manière qu'il ne peut prendre aucune nourriture ; il se plaint, et ne peut rester en place ; il se couche par terre, agite la tête, et remue la queue plus souvent qu'à l'ordinaire. A la vue de ces symptômes, il faut employer ce remède singulier.

On lui prend la queue, et on la lui serre avec un cordeau tout près des fesses; ensuite on lui fait avaler trois demi-setiers de vin mêlé d'un demi-setier d'huile d'olive ou de noix, et après on le fait marcher vitement environ quatre cents pas.

Si la douleur continue, il faut couper tout autour la corne du pied, puis se frotter la main d'huile, la lui fourer dans le fondement, en tirer la fiente, et le promener un peu. Si ce remède est encore impuissant, on prendra des figues sauvages qui soient sèches, on les broyera, et on les lui donnera avec neuf fois autant pesant d'eau chaude.

Ou bien mêlez deux livres de myrte sauvage dans trois chopines d'eau chaude, et les faites avaler au bœuf avec une corne; ensuite vous le saignerez sous la queue, et le sang arrêté, vous le ferez marcher à grands pas jusqu'à ce qu'il soit essoufflé.

Quelques-uns, avant que de saigner le bœuf attaqué d'indigestion, lui font boire une pinte de vin dans lequel ils ont fait macérer un peu de temps trois onces d'aulx pilés: quand il a pris ce breuvage, il faut aussi le faire marcher; car il n'y a que le grand ferment qui puisse corriger le mauvais levain qui dérange l'estomac du bœuf.

D'autres prennent dix oignons coupés par rouelles, les mêlent avec une livre de miel cuit, et deux onces de sel égrugé menu; ensuite il font manger le tout au bœuf et le promènent.

INFLAMMATION DES PIEDS OU FOURCHET

Il s'amasse assez souvent dans le fourchet des pieds, soit de devant, soit de derrière des bêtes à cornes, du pus qui s'y racornit comme un peloton jaunâtre de chair morte, quelquefois de la grosseur d'un jaune d'œuf, et qu'il faut extirper dans la suite. Ce mal fait boiter considérablement l'animal qui en est atteint.

Faites de la bouillie avec de l'eau, de la farine de froment, deux blancs de poireaux pilés, et gros comme un jaune d'œuf de graisse de porc fondue: mettez cette bouillie sur des étoupes, et enveloppez-en la partie malade, deux fois en deux jours, après quoi, mettez dessus le mal, parties égales de vert-de-gris, sucre blanc et poivre, le tout en poudre, et un restringuent en cataplasme sur des étoupes, composé de suie grasse, broyée et passée au tamis, incorporée dans des blancs d'œuf; procédé que l'on suivra tous les jours, jusqu'à ce que l'on puisse décharner le peloton de mauvaise chair; il se tire avec les doigts ou le couteau; après quoi il reste un creux dans lequel mettez deux ou trois fois, sans enveloppe, du tare. Incorporez ici de la poudre à dessécher, dont voici la recette :

$\frac{1}{2}$ Once de mine de plomb,
3 Gros de vert-de-gris,
$\frac{1}{2}$ Once de blanc de céruse,
2 Gros de sucre blanc,
3 Gros de litharge d'or,
$\frac{1}{2}$ Once de poivre ;

Le tout réduit en poudre et mêlé ensemble.

JAUNISSE.

La jaunisse se connaît par le tour de la prunelle des yeux qui est jaune, ainsi que le dedans des lèvres. Elle est assez souvent occasionée par le défaut de bonne nourriture, ou parce que l'animal aura souffert longtemps, faute d'avoir été saigné.

Il faut saigner l'animal deux fois en quatre jours, donner deux breuvages dans le courant de ces quatre jours.

Le jour que l'on ne saigne pas, ces breuvages seront composés d'une chopine de poiré, dans laquelle on mettra une once de safran et une once de foie d'antimoine; après quoi il faut herber l'animal. Herber le bœuf, c'est lui pincer environ deux pouces et demi de large la peau de dessus la poitrine, et la percer d'une part à l'autre avec une grosse alène, et après y passer une racine d'ellébore noir, appelé dans le public *pas de corbeau*, de la grosseur d'un fil de fer, de laquelle on aura extirpé avec un couteau la petite pellicule noire; ensuite on la passera dedans, de façon que chaque bout sorte par les deux trous que l'on a faits, tirant la peau par les deux côtés, afin que cette racine appuie sur la poitrine ; vous laisserez ainsi, et cela amassera en cette partie le trop d'humeurs qui pourrait contenir l'animal, qui, par la suite, disparaîtront d'elles-mêmes

KYSTE.

Le kyste est une humeur apparente sur la peau, mollasse et insensible. Il se traite comme l'abcès (voyez *abcès*).

LUETTE RELACHEE.

Lorsque le bœuf est bien portant et qu'il fait des efforts pour avaler, c'est qu'il a la luette relâchée. Bien que cette maladie soit légère, comme elle incommode beaucoup l'animal, il est bon de la traiter sur-le-champ de la manière suivante :

Faites bouillir dans un litre d'eau quatre poignées de feuilles de plantin, et ajoutez dans cette décoction, après l'avoir passée, une demi-once de poivre en poudre et un quart de litre de vinaigre. Lorsque ce mélange sera refroidi, vous ouvrirez la bouche du bœuf, et jetez-lui en deux verres sur la luette : il faudra recommencer plusieurs fois, jusqu'à ce que l'animal soit guéri ; et ne lui donnez pour toute nourriture, pendant trois jours, que du regain mouillé d'eau salée.

MALADIES DES OS.

Le boitement, le cliquetis et l'inflammation annoncent la fracture des os. Elle se traite en appliquant sur la partie malade, après avoir réuni l'os, une compresse imbibée d'eau-de-vie camphrée, par-dessus laquelle on met un plumasseau d'étoupes : le tout doit être contenu par des éclisses et une bande de toile. Il faudra arroser souvent cet appareil avec de l'eau-de-vie camphrée.

La carie ou gangrène des os est une maladie fort rare,

qui peut être causée par des coups violents ou des chutes. Il s'écoule alors de l'os une matière noire ou infecte.
Il n'y a point d'autre remède que de ratisser l'os malade,
jusqu'à ce qu'on en ait enlevé la carie, et panser ensuite
avec un plumasseau imbibé d'une teinture d'aloès et
saupoudré de myrrhe pulvérisée.

Les tumeurs des os sont encore une maladie presqu'incurable. Cependant, si elle n'est pas fort avancée, on
pourra tenter de la guérir, en bassinant la partie malade
avec de l'extrait de saturne. Quant à l'anchylose, qui
est souvent la suite de fractures et de luxations, il ne
faut pas espérer de la guérir, et l'animal qui est attaqué
n'est bon qu'à engraisser.

MALADIES DES YEUX.

Lorsqu'un bœuf a les yeux enflés, on lui met dessus
de la farine de froment, détrempée clairement avec de
l'eau et du miel. S'il paraît quelque blancheur dans
l'œil, on le guérit avec du sel ammoniac pulvérisé,
mêlé avec du miel; ou bien, on prend de la poudre du
poisson qu'on appelle sèche, et on en souffle dans la
partie malade; ou bien encore, prenez une demi-once
de poudre de benjoin et cinq onces de sel ammoniac,
battez le tout et frottez-en l'œil : la racine de cette
plante, pilée avec de l'huile de lentisque, produit le
même effet.

Lorsque les yeux lui pleurent, on prend de la farine
d'orge cuite au four, on la met dans de l'eau et du
miel, et on en frotte les yeux du bœuf : la graine de
panais sauvage, mêlée avec miel et suc de raifort sauvage, est encore fort bonne pour ce mal.

MORFONDURE.

Cette maladie est causée par la transpiration arrêtée;
ses symptômes sont la tristesse, la toux, le défaut d'appétit, et l'écoulement par les naseaux d'une humeur
glaireuse. (Voyez, pour le traitement, *Transpiration
arrêtée*.

MORSURES.

Lorsqu'un bœuf aura été gravement mordu par un chien ou un loup, il faudra inciser la peau, couper les chairs meurtries, puis laver la plaie avec du vin chaud et y appliquer des plumasseaux imbibés d'essence de térébenthine.

PALPITATIONS.

Si les palpitations ne sont que la conséquence d'une autre maladie, elles se dissiperont avec cette maladie.

S'il en est autrement, il faut saigner l'animal ; si elles ont pour cause quelque vice de conformation, elles sont incurables.

PARALYSIE.

Cette maladie est la suite ordinaire de l'apoplexie, et se traite de la même manière (voyez *Apoplexie.*)

PÉRIPNEUMONIE OU INFLAMMATION DU POUMON.

C'est une maladie fort dangereuse au bœuf; il devient maigre et étique, ne fait que tousser, et n'est bon ni pour le travail, ni pour la boucherie ; le mal devient incurable, si on le néglige.

Faites trois ou quatre saignées dans les premiers jours de la maladie : mettez le bœuf à la diète avec de l'eau blanche ; passez-lui un séton sous la partie la plus basse du fanon; faites-lui avaler un breuvage ainsi composé. Faites dissoudre du blanc de baleine dans de l'huile d'amandes douces, et mêlez cela dans une décoction de racine de guimauves, de fleurs de mauves et de violettes. Ce breuvage dont la qualité est de trois pintes, doit être administré en deux fois, à une heure d'intervalle.

Faites en outre respirer à l'animal la vapeur d'une fumigation composée d'herbes émollientes, et faites-lui avaler quelques onces de miel, mêlé de figues grasses pilées.

PIQURES D'INSECTES OU VERS DU BOUVIER.

Ce qu'on nomme vers du bouvier et presque toujours le résultat de piqûres d'insectes : ces vers se forment ordinairement entre cuir et chair, et sont presque de la grosseur du pouce ; quelquefois en si grande quantité , que l'animal en a jusqu'au cou et aux jambes, ce qui produit toujours l'étisie.

Saignez l'animal , deux fois en huit jours, de la jugulaire , et à mesure que les vers ont fait un trou au cuir, imbibez-le d'huile d'olive, deux fois le jour. Ne pouvant supporter l'huile et ne tardant pas à percer le cuir , ces insectes s'empressent de sortir. On fait sortir les vieux par les trous déjà faits, en pressant le cuir avec les doigts.

PISSEMENT DE SANG.

Le pissement de sang vient de ce que l'animal s'est trop échauffé , ou de ce qu'il a été morfondu, ou de ce qu'il a mangé de mauvaises herbes. Il faut d'abord mettre l'animal à la diète, et faire le remède suivant : Prenez trois onces de chenevis, autant de millet marin : pilez-les et mêlez-y une once de thériaque ou de bon orviétan. Mettez le tout dans deux pintes de vin blanc , faites-les bouillir ; puis, étant refroidi, ajoutez-y deux onces de safran et faites-les avaler au bœuf : il ne faut lui faire boire que de l'eau tiède, blanchie avec du son, et manger en été de l'herbe, et du foin mouillé en hiver. Voici encore une autre recette que l'on peut employer.

Prenez deux pintes d'eau ou de jus de plantin, moitié de bon vinaigre, et pareille dose d'huile d'olive , joignez-y comme deux châtaignes de concombre sauvage, sec et pulvérisé, autant de coques d'œufs ; mêlez-le tout et faites-le avaler au bœuf.

Il est bon de donner au bœuf quelques lavements rafraîchissants, principalement s'il a les flancs altérés , ce qui se remarque par leur battement fréquent. Voici la composition d'un lavement très-salutaire :

Prenez de la pariétaire, du métilot et de la camomille, de chacun trois poignées , faites-en une décoction dans

deux pintes d'eau que vous laissez réduire à une , puis
ajoutez-y une demi-livre d'huile de lin ou de noix, un
quarteron de miel, une chopine de verjus et deux onces
de casse. Il faut que la décoction soit passée, et, lorsque
le tout est incorporé , on le donne tiède au bœuf.

PLEURÉSIE.

Cette maladie a les memes causes et présente les mêmes symptômes que la péripneumonie. Elle se traite de
la même manière ; mais si, après quatre jours de traitement, il n'y a pas d'améliorations sensibles , le mal
est sans remède.

POUX.

Les bêtes à cornes sont quelquefois sujettes aux poux;
alors, pour les en délivrer, on use de la recette suivante :
Prenez un pot de fort vinaigre, dans lequel vous
mettez deux onces de staphisaire et une demi-once de
poivre, le tout moulu, pendant vingt-quatre heures ,
au bout desquelles vous en lavez l'animal. L'arsenic
employé par quelques bouviers est dangereux , parce
qu'il brûle le cuir.

RAGE.

Si un bœuf a été mordu par un animal qu'on suppose
enragé , incisez fortement la plaie produite par la morsure de cet animal, ou plutôt appliquez-y un fer chauffé
jusqu'au point de blanchir , donnez des lavements émollients ; et si l'animal était en moiteur , bouchonnez-le
fortement, en le tenant bien couvert pour faciliter la
transpiration ; administrez en même temps le breuvage
hydrauphobique suivant :
Prenez une demi-poignée de petite sauge , autant de
rue, une poignée de paquerettes ou marguerites sauvages, la plante entière ; une pincée de racines d'églantier les plus grandes, une racine de scorsonère longue
et grosse à peu près commme le doigt, une tête d'ail
faisant à peu près cinq ou six gousses grosses comme
une noisette, et du sel gris comme un œuf de pigeon.

Nettoyez, épluchez sans laver les simples, ôtant la terre et les mauvaises feuilles ; jetez dans un mortier de marbre la sauge, la rue, la racine d'églantier ou rosier sauvage et de scorsonère, mettez dessus les paquerettes ; les gousses d'ail et le sel ; pilez le tout ensemble, et mettez la moitié d'un demi-setier de bon vin blanc, et le broyez de nouveau ; après quoi, mettez cette espèce de bouillie dans un linge fort, pour exprimer, en tordant, tout le jus qu'on recevra dans un verre ou écuelle. Donnez deux verres le matin à jeun aux bestiaux enragés : s'ils sont furieux et qu'ils ne veuillent pas les prendre, il faut les suspendre par une chaîne ou collier, et les leur faire avaler avec une corne

RAIDEUR.

La raideur des articulations est causée par la tension des fibres : il suffit souvent, pour la dissiper, d'appliquer sur le siège du mal des cataplasmes émollients ; quelquefois cependant, lorsqu'il y a persistance, il faut avoir recours à la saignée et mettre l'animal à la diète.

RÉTENTION D'URINE.

Dès que le bouvier s'apercevra qu'un bœuf urine difficilement, il conduira le bœuf dans une bergerie, et l'y laissera une heure, après avoir bien remué le fumier des moutons.

Si la rétention continue, prenez une dragme de nitre avec de l'ail, pilez le tout, mêlez-le dans une pinte de vin blanc, et le donnez à boire au bœuf ; ou bien prenez mauve, guimauve, pariétaire et chicorée sauvage, de chacune deux poignées, faites-en une décoction dans deux pintes d'eau, que vous ferez bouillir et réduire à trois chopines ; mettez-y dissoudre deux onces d'esprit de térébentine, six gros de sel végétal et six onces d'eau de raves ; le tout étant bien mêlé, vous le donnerez tiède au bœuf, après l'avoir fait marcher pendant une demi-heure.

Quand il aura rendu ce lavement, on lui fera prendre deux onces de salpêtre résiné dans une chopine de vin blanc ; ensuite on le promènera encore : c'est par le moyen de ces mouvements que les obstructions de la vessie se débouchent , et que la vessie pousse aux urines.

On peut encore donner au bœuf trois onces de colophane pulvérisée dans une livre de vin blanc ; ou bien on prend quatre onces de fiente de pigeon réduite en poudre, on la met dans une pinte de vin blanc , et après avoir fait bouillir le tout , on le donnne à boire au bœuf.

SEIME.

On appelle seime une fente qui prend depuis le bas du sabot jusqu'au haut. On guérit ce mal , en rafraîchissant les bords avec un bistouri , et en appliquant sur la fente un plumasseau chargé de térébenthine.

SQUIRRE.

Lorsque l'on a ouvert un abcès ou un bubon avant qu'ils fussent murs , il se forme souvent dans la partie malade une tumeur dure que l'on nomme squirre.

Le seul moyen de guérison est d'enlever cette tumeur avec un bistouri. Lavez ensuite la place avec un peu de vitriol bleu étendu dans l'eau , et recouvrez-la d'un plumasseau. Le troisième jour, vous panserez avec de l'essence de térébenthine et de la charpie , et vous laverez souvent la plaie avec de l'eau salée.

SUFFOCATION

La suffocation peut être produite par un incendie ou quelque autre accident. Après avoir exposé les bœufs suffoqués à l'air libre , il faudra leur faire respirer de l'alcali volatil et mettre sur les lèvres des plumasseaux chargés du même alcali , puis leur souffler fortement dans la bouche ou dans les narines.

SUPPRESSION D'URINES.

Si la suppression est causée par la pierre, il n'y a
point de remède ; si elle a pour cause l'inflammation des
reins, il faut la traiter comme la rétention d'urine.

SURLANGUE.

Cette maladie, qui n'est autre chose que le charbon
dans la bouche, se manifeste par une espèce de pustule
ou vessie qui survient au bétail, au-dessus ou au-dessous de la langue, ou plus bas contre le gosier, où il
s'établit une pourriture, qui leur fait tomber la langue
en vingt quatre heures, si l'on n'y apporte promptement
le remède suivant.

Il faut racler la plaie, vessie ou crevasse, avec une
cuiller ou une pièce d'argent, jusqu'à ce qu'elle saigne
bien en prenant garde surtout que la bête n'avale ce
qui se détache en raclant.

Laver la plaie avec de l'eau fraiche.

Prendre une pièce ou coupon de drap rouge ou écar-
late, le tremper dans du vinaigre et du sel, et en frotter la plaie plusieurs fois, la trempant chaque fois ; puis
on aura soin de brûler ladite pièce de drap, pour éviter l'infection, et ce morceau de drap ne pourra servir
que pour une seule bête malade.

Prendre de l'ail, de la sauge, artichauts sauvages,
qu'on appelle autrement joubarbe, et en latin, *semper
vivum majus*, qui croît sur les toits ou murailles ; du
plantain, de la racine d'impératoire ; piler le tout ensemble, puis le mêler avec du sel, de l'alun et du vinaigre, et en frotter la plaie et toute la gorge assez long-
temps.

Lorsque ce mal survient dans un pays, les proprié-
taires de bestiaux doivent avoir soin de visiter souvent
la langue et la gorge du bétail, et les lui laver de temps
en temps avec du vinaigre et du sel, et donner à manger, tant au bétail sain que malade, du pain avec de
bonnes herbes hachées mêlées avec du sel.

TOUX.

La toux simple est causée par l'inflammation de l'ar
rière-bouche. C'est une maladie fort légère : il suffit ,
pour la guérir, de tenir l'animal à la diète, ou de ne
lui donner que du son mouillé ou de l'eau blanche.

TRANCHÉES.

On reconnaît que le bœuf en est attaqué, lorsqu'il
se plaint, allonge le cou , se lève et se couche souvent,
change de place et sue : c'est une maladie de printemps,
qui provient d'une grande abondance de sang, ou de
toutes autres causes générales, comme de la nourriture,
de la boisson , *etc.*

Dès que l'on s'aperçoit que le bœuf est atteint de coliques ou tranchées, il faut le saigner de la queue et
des oreilles, et lui frotter rudement le ventre, puis le
promener pendant une demi-heure, et le tenir ensuite
bien chaudement à l'étable. Pour nourriture, on lui
donnera de bon foin, un picotin d'avoine et de l'eau
tiède , dans laquelle on aura délayé un peu de farine de
froment.

Si le mal persiste, on lui fera avaler des oignons
cuits, que l'on aura fait tremper dans du gros vin , et
on lui passera sous le ventre une bassinoire pleine de
feu.

Ou bien, prenez mauve, guimauve, mercuriale ,
violette, chicorée sauvage et bourrache, de chacune
une poignée, faites-en une décoction dans trois pintes
d'eau, que vous laisserez réduire à moitié ; ajoutez-y
deux onces d'huile violat, autant de casse, passez le
tout et ordonnez-le en lavement tiède au bœuf.

Si le lavement n'opère pas , il faut y mêler une chopine de vin émétique, tenir le bœuf bien couvert, et ,
lorsqu'il aura rendu son lavement, lui donner le breuvage que voici : On prend une pinte de la décoction
dont on vient de parler, on y mêle deux onces d'huile
d'amandes douces, au lieu d'huile violat, et on l'a fait
avaler au bœuf malade.

Quelquefois aussi la colique n'est causée que par des ventosités retenues dans les intestins : pour lors, il faut prendre une pinte de décoction faite d'herbes émollientes, y mêler deux onces d'huile de noix, quatre bonnes pincées de sel commun et deux onces de suc de rue ; on mêle le tout, on le coule et on en donne un lavement tiédi au bœuf.

Pour guérir les douleurs et le bruissement des boyaux qu'excitent les vents, les matières crues, ou l'acrymonie des humeurs qui bouillonnent et se fermentent dans les entrailles du bœuf, on lui retranche d'abord la nourriture; on prend deux drachmes et demie de myrrhe, trois chopines de vin rouge et trois demi-setiers d'huile ; on en fait un mélange qu'on donne en breuvage au bœuf en trois fois, à égale portion pendant trois jours.

TRANSPIRATION ARRÊTÉE

La transpiration des bœufs s'arrête lorsqu'ils ne sont pas bien lavés et bouchonnés, que l'étable n'est pas tenue proprement, ou que l'on fait passer trop brusquement l'animal du chaud au froid. On remédie à ce mal, en faisant infuser deux poignées de fleurs de sureau dans deux pintes d'eau bouillante. On fait avaler ce remède à l'animal, que l'on couvre chaudement, et l'on recommence deux heures après.

ULCÈRES.

L'ulcère bénin, c'est-à-dire celui dont la suppuration est blanche, se traite comme les plaies (voyez *Plaies*). L'ulcère malin, c'est-à-dire celui dont la suppuration est rousse ou noirâtre, se traite comme la gangrène (voyez *Gangrène*).

VARICE.

C'est une espèce de tumeur qui se forme au-dedans du jarret : il suffit, pour la guérir, de la frotter, pendant quelques jours, avec de l'extrait de Saturne.

VENIN AMASSÉ.

Ce que l'on nomme venin amassé n'est autre chose que le charbon blanc : il se manifeste par des épanchements d'humeur, et tous les symptômes du charbon nommé *Surlangue*. Dès que l'on a pu reconnaître les tumeurs, on les incise et on les brûle, puis on donne au bœuf le breuvage suivant :

Prenez feuilles de rue, sabine, sauge et fleurs de sureau, de chaque une poignée ; ajoutez oximel simple, deux onces ; quinquina en poudre, deux gros ; faites dissoudre trois gros de camphre dans une demi-once d'esprit-de-vin, et mêlez-le avec le tout : donnez ce breuvage soir et matin.

VENIN DORMANT OU MAL DE CERF.

L'animal atteint de ce mal a le cou roide, médiocrement enflé, ainsi que la tête : cette maladie provient d'une eau rousse qui circule entre cuir et chair, tant au cou qu'à la tête, et qui le rend furieux, fou et comme égaré. Cette eau rousse corrode et corrompt presqu'aussi promptement que la gangrène Ce mal est pestilentiel et se communique aisément. Il faut donc s'empresser d'administrer au malade le remède suivant :

Tirez de l'œil gauche environ trois onces de sang, de chacune des bêtes à cornes, à l'exception des génisses, desquelles on en tire moins. Le lendemain matin, mettez sur le feu, dans une chaudière, autant de chopines de vin blanc ou de bon vin poiré, que vous aurez de bêtes, autant de deux têtes d'ail pilées, autant de muscades, aussi pilées, autant de deux sous de canelle en poudre, et autant de deux gros d'extrait de genièvre, le tout infusé dans votre vin blanc ou poire, que vous laissez sur le feu sans bouillir ; après quoi, donnez à chacune des bêtes une chopine de ce breuvage.

VENIN HATE OU PIENNE.

La pienne provient d'un sang trop sec ou trop chaud, qui, desséchant la peau, la resserre de façon qu'on a de la peine à la détacher avec les mains : lorsqu'on la touche, elle craque comme du bois sec. L'animal est toujours maigre, quand il est attaqué de ce mal.

Il faut faire à l'animal une saignée à la veine du cou, dite jugulaire ; le lendemain, lui tenir, pendant douze heures, un drap de lessive, imbibé d'eau, sur le corps, ayant soin de le remouiller souvent ; puis vous lui donnerez deux breuvages pendant les douze heures, composés d'une chopine de bon poiré ou de vin blanc, dans laquelle vous mettrez une once et demie de cumin et une once et demie de maniguette en poudre : après quoi, il faudra faire herber l'animal.

VERTIGE.

Le vertige est plutôt le symptôme d'une maladie prochaine qu'un mal particulier. On reconnaît que le bœuf est atteint du vertige qu'on appelle aussi *vertigo*, quand il chancèle, qu'il refuse de manger et qu'il tient la tête baissée : la chaleur extraordinaire des cornes et des oreilles est encore un indice du vertige.

Il faut commencer par saigner l'animal à la veine jugulaire. On lui fera mâcher ensuite deux onces environ d'assa-fœtida, afin de provoquer la salive, et, au bout de trois jours, on le purgera avec trois onces d'aloès et quatre onces de miel, le tout dissous dans une très-petite quantité d'eau. Si l'accès de vertige était violent, on le calmerait en faisant respirer au malade un peu de vinaigre très-fort.

VOMIQUE.

La vomique est la suite assez ordinaire de la pleurésie et délire péripneumonie : elle ne se reconnaît que par un écoulement considérable d'humeur qui se fait par les narines, et elle est causée par un amas de pus, enveloppé d'une membrane, dans la substance du poumon. La fumigation d'eau simple et l'eau blanche miellée sont les seuls remèdes.

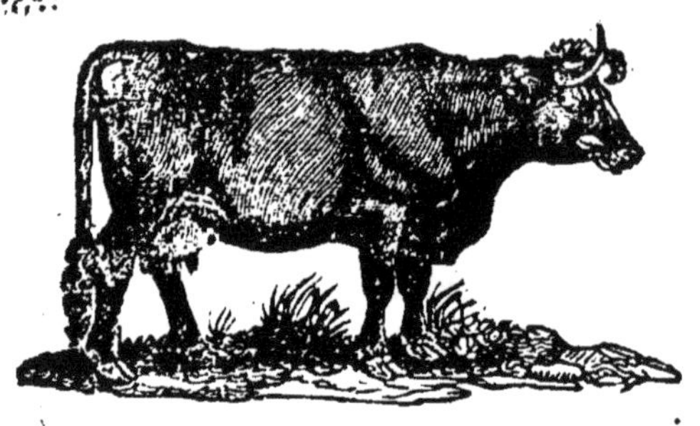

LA VACHE.

La vache est la femelle du taureau. Elle n'a ni la pétulance de son mâle, ni la pesanteur du bœuf. Cependant, si on l'irrite par de mauvais traitements, elle devient furieuse et retient son lait. Il ne faut pas les changer de place dans l'étable, de peur de les affliger. Il arrive quelquefois que la vache que l'on prive de son veau ne donne plus de lait, et ne souffre plus qu'on l'approche.

CHOIX DE LA VACHE.

Pour tirer bien du lait d'une vache, en avoir beaucoup de veaux, et même la faire servir au labourage et au trait, il faut la choisir de grand corsage, ayant le ventre gros, le front large, les yeux noirs et ouverts, les cornes belles, polies et brunes, les oreilles velues, les machoires ferrées, le fanon grand, ainsi que la queue, la corne du pied petite et les jambes courtes. Quelques-uns veulent qu'outre cela elle ait la tête hideuse, alerte et courte, les yeux gros, les oreilles hérissées, les cornes courbées en dedans, les naseaux bien ouverts, beaucoup d'encolure, les côtes longues, tous les membres gros, jusqu'au pied, les pis gros et grands, les trayons gros et longs, et le poil court et doux.

Mais ce à quoi il faut s'attacher, c'est à l'âge, à l'œil, au lait, à l'embonpoint de la vache, et au pays d'où elle vient.

On en connaît l'âge , comme au bœuf, aux dents et aux cornes ; plus la vache est jeune, meilleure elle est ; à dix ou douze ans, elle n'est plus bonne qu'à engraisser pour la boucherie.

Elle doit avoir l'œil vif et alerte : s'il est triste , c'est signe de maladie ou de mauvais tempérament.

Son lait ne vaut rien, s'il est blanchâtre et clair : c'est une marque qu'il n'a point assez de substance butireuse, et que la vache est par conséquent une mauvaise vache à lait. Quand , en la marchandant , on lui trouve le pis et le trayon sensible et douloureux, ce n'est pas toujours une preuve qu'elle y ait mal : cette sensibilité ne vient fort souvent que de ce que le lait , qui n'aura point été tiré depuis quelque temps, est en grumeau et a peine à passer; mais il se liquéfie bientôt, en le trayant.

Une vache maigre ne vaut rien, du moins quand elle est dégoûtée, et qu'elle a l'œil triste , la marche lourde et nonchalante; car cela marque la mauvaise constitution du dedans; au lieu que , si on était sûr que la maigreur ne vient que faute de bonnes nourritures, les bons pâturages la répareraient bien vîte ;

Quelques connaisseurs prétendent qu'il vaut mieux acheter les vaches quand elles sont aux pâturages, parce qu'alors on connaît mieux leur tempérament et leur action, que quand elles mangent du foin.

Pour le poil , celles qui sont d'un noir moucheté ou tout-à-fait noir, passent pour donner le meilleur lait , parce qu'à cause de leur tempérament mélancolique , tout ce qu'elles mangent profite , fait un lait très-substantiel, et en assez bonne quantité.

Les blanches sont celles qui en donnent le plus , et les rouges ont plus de force, et servent assez souvent au tirage.

Quant aux pays d'où on les tire , il est certain que les vaches des pays froids ou aquatiques sont beaucoup plus grosses que celles des pays chauds; mais en récompense, celles des pays chauds sont beaucoup plus fortes et plus vivantes que celles des pays froids : ainsi celles d'Afrique, qui sont à peine aussi grosses que nos veaux, sont plus fortes , plus laborieuses, et vivent plus que celles de Hollande, d'Angleterre et de Flandre, qui sont bien plus grosses et plus hautes que celles de France La raison de ces différences, et que dans les pays chauds les herbes ont les principes extrêmement exaltés par la chaleur , au lieu que les herbages des pays froids ont plus de suc et d'abondance, et se convertissent plus tôt en nourriture grossière.

DES ÉTABLES A VACHES.

Les étables des vaches doivent être entretenues avec autant de soin que celles des bœufs. Une assez bonne méthode, pratiquée dans quelques contrées , consiste à séparer les vaches par des cloisons , de manière qu'il y ait dans chaque compartiment la place d'une vache et d'un veau : il en résulte que les veaux ne courent pas le risque d'être blessés.

Dans les temps d'épizooties, ou lorsque l'air des étables sera vicié par quelque cause que ce soit, on pourra faire usage du parfum suivant, qui est très-propre à désinfecter les bâtiments du bétail, à y détruire la putridité, à purifier l'air et à décomposer et dénaturer les virus contagieux et pestilenticls. Voici la manière d'effectuer cette composition :

Mettez dans une terrine de grès non vernissée une livre de sel marin ou de cuisine ; posez cette terrine sur un fourneau de charbons allumés; portez-la dans le lieu que vous voudrez désinfecter, et dont vous aurez ôté ou éloigné toute matière combustible ; remuez le sel avec un bâton, pour qu'il ne se granule pas.

Lorsqu'il sera échauffé à ne plus pouvoir y souffrir le doigt, vous verserez dans la terrine promptement, mais avec précaution , une demi-livre ou environ de bon acide vitriolique ou huile de vitriol ; vous vous retirez sur-le-champ , pour ne pas respirer la vapeur blanche et très-abondante qui s'élève du mélange; fermez exactement les portes, et ne rentrez que lorsque les vapeurs seront entièrement passées. Si le lieu est grand , on fait la même opération en deux ou trois endroits, en mettant les doses moindres

Ces vapeurs sont très-pénétrantes ; elle s'échappent abondamment par les issues qu'elles trouvent.

NOURRITURE DES VACHES.

Les vaches se nourrissent l'été aux pâturages; l'hiver on les nourrit à l'étable , avec de bons fourrages , comme pailles de méteil ou d'avoine, foin , sainfoin et luzerne ; mais il faut que tous ces fourrages ne soient ni moites ou humides , ni poudreux : ils dégoûteraient les bestiaux , ou leur donneraient la toux. On leur donne aussi des buvées faites avec des balles de blé battu et du son , mêlées dans de l'eau chaude à y souffrir la main. Il y a encore d'autres nourritures particulières et très-utiles , dont il sera parlé à l'article suivant.

On fait boire les vaches, en tout temps , deux fois le jour. Il leur faut de l'eau claire et nette, mais dégourdie : elles diffèrent en cela des chevaux, qui aiment l'eau trouble , et qui même la troublent avec le pied , avant que d'en boire , quand ce sont de bons chevaux.

En Flandre, pour les rendre plus abondantes en lait, on leur donne de la drague, qui est le marc du grain dont on a tiré la bière. On leur fait chauffer aussi l'eau qu'elles boivent, et on y détrempe des tourteaux, qui sont le marc des colsats et des navettes dont on a tiré l'huile : chaque vache , ainsi nourrie, rend par jour deux seaux de lait.

On trait les vaches en été deux fois le jour, et une fois l'hiver : en été, on les trait dès le grand matin; et aussitôt qu'elles le sont, on les mène au pâturage, pour leur faire paître l'herbe toute chargée de rosée : elle leur fait du bien et les engraisse.

DE LA MULTIPLICATION DE L'ESPÈCE.

On ne doit point laisser saillir les génisses qu'elles n'aient au moins deux ans et demi. La plupart des habitants de la campagne , impatients de voir leurs génisses pleines, les font accoupler avant cet âge , soit qu'elles le demandent ou non ; mais ils se font tort, en courant au profit, car elles ne donnent que des avortons , et cette fécondité prématurée les dérange et altère leur tempérament. Il y a aussi des génisses tardives, qui ne souhaitent le taureau que trois ou quatre ans , de même qu'il y en a qui le désirent dès dix-huit mois ; mais il faut retenir celles-ci; et hâter celles-là , comme nous le dirons ci-après.

Les vaches portent neuf mois, et elles portent, si on veut toutes les années, pourvu qu'elles n'aient pas passé dix ans, car alors elles ne valent plus rien que pour la boucherie.

Quant au temps de leur donner le taureau, si nous en étions les maîtres, nous choisirions pour cela les mois de mai, juin et juillet, pour avoir des veaux en hiver, qui est la saison où ils se vendent le mieux; mais la chose dépend entièrement du naturel de ces animaux. Il faut attendre qu'ils soient en amour, et c'est parce que les uns y sont plus tôt que les autres, que nous avons des veaux toute l'année, mais plus en certaine saison qu'en d'autres.

Dans les pays chauds, même dans la Bresse, on ne fait saillir les vaches qu'aux mois de février et de mars, et jamais en d'autres temps : c'est l'usage de presque tous les Italiens, et ils condamnent hautement ceux qui en usent autrement : leur raison est que les vaches, qui vêlent en novembre et décembre, allaitent leurs veaux pendant qu'elles se nourrissent de fourrages, et elles sont libres quand les herbes renaissent; en sorte que , comme le lait est encore plus abondant, plus gras et de meilleur goût que quand elles ne mangent que du fourrage, par ce moyen, on a tout le lait , on ne le partage pas avec les veaux, on l'a meilleur, on en a davantage, et on tire tout le profit des bons beurres et des bons fromages qui se font alors

DES VACHES PLEINES.

La vache devenue pleine demande des soins et des précautions. Il faut la défendre de l'intempérie de l'air , telle que la pluie, le froid, les grandes chaleurs; la faire peu travailler dans les pays où on la met à la charrue ; l'empêcher de courir , de sauter les haies, les fossés, et ne lui donner aucun coup : les pâturages gras lui conviennent. Deux mois avant le vêlement, on augmente la nourriture : il se fait ordinairement vers la fin du dixième mois. On doit la séparer des autres vaches, lui donner une bonne litière et la garantir du froid.

DU VÊLAGE.

Dès que la vache ressent les premières douleurs, il faut chauffer de l'eau nette un peu plus que tiède, et s'en laver le bras et la main chaque fois que vous le passerez dans le corps ; s'il est possible de passer deux ou trois doigts à l'entrée de la vêlière, à force d'y essayer on y passera la main et le bras : si, au contraire, on ne peut y passer qu'un doigt, et que le trou soit en tournant, c'est marque que la vêlière est renversée, c'est-à-dire, qu'elle a fait un demi-tour, et il est possible d'y entrer.

Quand on y est entré, il faut remarquer la position du veau, et le tourner s'il est possible dans la vraie position qu'il doit avoir pour venir, qui est les deux pieds de devant sur lesquels est la tête, après quoi, avançant un peu les pieds, tenant la tête dessus, vous passerez un petit cordeau qui est un *glas* ou nœud coulant au bout, que vous porterez dans le corps, laissant l'autre bout dehors, pour vous en servir ; étant arrivé à la tête, vous creuserez la taie vis-à-vis de la gueule avec les ongles, et passerez le *glas* dudit cordeau dedans la gueule à la mâchoire inférieure que vous *glacerez* ou serrerez, bien entendu que ladite tête sera bien placée sur les pieds ; puis vous tirerez les deux pieds avec la main qui est dans le corps, et la tête avec le cordeau avec la main qui est au-dehors, de façon que tout vienne l'un avec l'autre : étant arrivé une fois dans la *croisée*, vous tirerez toujours peu à peu, et à mesure que la vache fera ses efforts, jusqu'à ce que le veau soit venu ; comme il arrive souvent qu'il y en a qui ne se couchent point, et que l'on a le bras trop court pour pouvoir atteindre le veau, ou le retourner, on prend un drap à quatre pour soutenir le ventre, ou une planche à deux, ce qui donne aisance à l'opérant d'y atteindre : il arrive aussi quelquefois que le veau vient le derrière devant, ou qu'il y est disposé, et qu'il est impossible de le tourner d'un bout à l'autre; on peut le faire venir de cette manière, tirant les deux pieds de derrière et la queue.

Quand un veau présente les pieds de devant seulement, sans tête, il faut se donner de garde d'aller le tirer, car quelquefois la tête est renversée sur les épaules, ou elle est en bas vers la mamelle de la vache, ce qui ferait trop de violence pour venir ainsi; mais on repousse les pieds dans le corps pour faire suivre la tête, comme il est dit ci-devant. Comme il y a des veaux qui se trouvent difformes et tortus de membres, ce vêlage est souvent très-difficile; cependant il ne faut point y atteler de chevaux comme quelques-uns; mais on peut attacher la vache avec deux traits par les cornes, et étant assez de monde, tirer à mesure que la vache s'efforce, et non autrement. S'il arrivait qu'une vache étant vêlée, fût forcée dans la croisée, l'on mettrait une charge sur les reins, vis-à-vis la croisée, composée de poix noire et de poix de Bourgogne mêlées en quantités égales, que vous appliqueriez chaude sur de la toile, et chaufferiez après avec une pelle à feu; vous observerez que, quand l'opération du vêlage est longue, on peut donner du cidre ou du vin à la vache, pour la fortifier, ainsi qu'après l'opération.

On nettoie ensuite la vache, en suivant avec la main le cordon qui pend à la naissance, afin de détacher la taie.

Cela fait, si c'est en hiver que la vache vêle, on lui donne des balles de blé bien criblées, mêlées avec trois picotins de son dans une chaudière pleine d'eau chaude; elle mange ce mets avec appétit, et il lui rétablit l'estomac. On lui en donnera autant soir et matin, pendant huit ou dix jours, avec de bon foin ou de l'herbe sèche, de la luzerne et du sain-foin. En été, elle n'a besoin que d'herbe fraîchement coupée; et on ne se met pas en peine alors de la tenir chaudement; la saison y supplée.

En quelque temps que ce soit, il est bon de donner de temps en temps un peu d'avoine à la vache: mieux on la traitera, plus elle et son veau se fortifieront.

Pour boisson, on lui donnera de l'eau blanchie avec de la farine ou du son: l'hiver, on fait tiédir cette eau.

On se donne ces soins pendant huit ou dix jours, au bout desquels on gouverne la vache qui a vêlé, comme à l'ordinaire, et elle va aux pâturages avec les autres.

Il faut seulement avoir soin de tenir le veau attaché a l'étable, jusqu'à ce qu'il ait assez de force pour suivre sa mère partout.

On ne doit traire les vaches que deux mois ou six semaines après qu'elles ont vêlé; le lait n'en vaut rien avant ce temps, et on n'en peut faire ni beurre ni fromage.

DEVOIRS DU VACHER.

Le vacher doit être matineux, robuste, affectionné et attentif sur ses bestiaux : c'est pourquoi pour les garantir des chaleurs, qui leur sont contraires, et que ces animaux fuient d'eux-mêmes en cherchant l'ombre par leur seul instinct, il les mènera sous quelque appentis, s'il y en a dans le pâturage, ou à l'ombre de quelque haie de saule ou bois blanc, ou pour mieux faire, à l'écurie, afin d'y passer la chaleur du jour, depuis dix heures du matin jusqu'à deux ou trois heures après midi, qu'il les reconduit à l'herbe pour paître jusqu'à la nuit.

L'hiver, il ne les y mènera qu'une fois, depuis dix à onze heures jusqu'à trois; et comme elles y trouvent peu d'herbe, il aura soin de leur bien donner à manger à l'étable. Il aura aussi attention dans toutes les saisons de les faire boire aux heures, de fournir les litières, ôter les fumiers, ménager les vaches pleines, faire téter les veaux avant que les mères sortent, empêcher qu'ils n'en aillent téter d'autres, qui les blesseraient ; veiller à ce qu'aucun de ses bestiaux ne s'égare, les visiter souvent, les soigner et panser à propos, pour prévenir ou guérir les indispositions ou maladies.

MALADIES DES VACHES.

Presque toutes les maladies de la vache sont les mêmes que celles du bœuf, et se traitent de la même manière. Quelques-unes cependant leur sont particulières; nous allons donc les indiquer, ainsi que les remèdes à leur opposer.

AVORTEMENT

Quand une vache est malade pour avorter, elle meugle, piétine, se détord comme étant prise du mal de ventre, elle amouille de naissance, et jette des filandres ; quand vous verrez ces symptômes, il faudra, avec le poing, sonder le veau, du côté droit à la capacité du flanc, faisant frotter un peu, pour sentir au tact et savoir s'il est mobile, c'est-à-dire, vivant ; car s'il était immobile, il serait mort (suivant qu'il sera fort et haut dans le flanc, il sera plus ou moins prêt à venir) ; il faut sonder aussi à l'autre flanc ; s'il s'y trouve, c'est une marque qu'il est déplacé. Dans le cas où le veau n'est que déplacé, il faut prendre un drap que l'on passera dessous le ventre, le lever doucement et peu à peu à quatre personnes, qui, lorsqu'elles viendront à se fatiguer, le relâcheront aussi tout doucement, après quoi résoudre au tact pour voir s'il est remonté ou retourné ; s'il n'est pas replacé tout-à-fait, c'est une marque qu'il est bien faible ou mort, comme aussi, si en relâchant le drap doucement, la vache s'abat en même temps, c'est signe que le veau est mort, ou qu'il a les quatre pieds en haut vers le faîte de la vache.

Après l'avortement il faut mettre la vache au son mouillé, à l'eau blanche, et lui administrer des lavements d'eau tiède.

CREUVASSES AUX MAMELONS.

Les creuvasses qui se forment aux mamelles de la vache doivent être bassinées avec de l'urine d'homme ; si elles persistent, on les frottera avec de la cire jaun fondue dans l'huile d'olive.

OBSTRUCTIO DU LAIT

Les vaches qui nourrissent sont exposées à l'engorgement du pis. Cette maladie se traite par les rafraîchissants, les émollients, ou par les fomentations résolutives.

PART LABORIEUX.

Lorsque la vache a de la peine à vêler, ce qui arrive quand elle a été couverte par un taureau trop gros, il faut injecter la matrice avec de l'eau de guimauve, et tirer le veau. Si la difficulté est grave, il faut appeler l'artiste vétérinaire qui est quelquefois obligé de couper le veau, afin de conserver la vache.

RENVERSEMENT DE LA MATRICE.

Lorsque la matrice est renversée, ce qui arrive souvent à la suite d'un part laborieux, elle tombe quelquefois jusqu'au-dessous des jarrets. Dès qu'elle est exposée à l'air, elle devient rouge et saignante. Il faut alors prendre une serviette fine, l'humecter d'eau tiède, la passer sous cette partie, la soulever et la pousser doucement dans le vagin. On fait ensuite une décoction de fleurs de sureau, à la dose d'une poignée, qui doit bouillir légèrement dans un demi-setier de vin rouge : on passe cette liqueur, et, dès qu'elle est refroidie, on y trempe un tempon d'étoupes, qu'on pousse dans le vagin. Cette opération terminée, on ferme les lèvres du vagin avec quelques points de suture, qu'on fait avec une aiguille enfilée de fil ciré. Le lendemain, on peut découdre le vagin et imbiber de nouveau les étoupes dans la liqueur ci-dessus, afin d'empêcher le relâchement de la matrice.

DU VEAU.

Aussitôt que le veau est hors du ventre de sa mère, pendant qu'elle le lèche, ou que, pour l'y exciter, on répand du sel et des miettes de pain sur le corps du jeune veau, comme nous l'avons dit ci-dessus, il faut faire avaler au nouveau né un jaune d'œuf cru, pour lui donner des forces ; mais, en même temps , on doit le manier le moins qu'on peut, parce qu'il est extrêmement délicat.

Pendant les cinq ou six premiers jours, il faut le laisser auprès de sa mère , surtout èn hiver , pour qu'elle l'échauffe et qu'il téte à discrétion. Au bout de ce temps, on l'attache un peu à l'écart, afin qu'il ne téte plus que quand on le juge à propos ; et après qu'il a tété, on le ramène à son lien.

Après huit ou dix jours, la mère va paître, ainsi que nous l'avons dit , avec les autres vaches , et on retient le veau à l'étable, qu'on fait téter deux fois le jour , avant que la mère sorte.

Il y a des veaux qui ne donnent point de peine à élever, parce qu'ils prennent le trayon de leur mère , et qu'ils savent téter dés qu'ils voient le jour ; mais aussi il y en a d'autres à qui il faut long-temps mettre la tétine dans la bouche pour les y faire ; et quand ils répugnent long-temps à la prendre ou à tirer, c'est une marque qu'ils ont des barbillons , ce qui est une des indispositions auxquelles les jeunes veaux sont sujets , comme nous le dirons ci-après.

Quand la vache n'a point assez de lait pour nourrir son veau, ou que c'est une bonne litière qu'on veut ménager, et cependant élever son petit pour en conserver la race, il n'y a qu'à le faire téter peu , et lui donner pour supplément de nourriture, deux fois par jour, une demi-douzaine d'œufs crus, qu'on lui casse dans la bouche et qu'on lui fait avaler ; ou bien le nourrir de lait de vache bouilli et de pain qu'on y fait mitonner ; ou bien encore lui donner de petites pelottes de pâte de farine d'orge ou de seigle : c'est un peu de peine, mais

aussi c'est le moyen d'avoir, en deux mois ou six semaines, de forts veaux et de belles génisses, dont
les bouchers sont très-curieux, si on veut les leur
vendre.

Il ne faut pas avoir l'avarice d'ôter aux veaux qui tétent une partie du lait de leur mère : ce lait ne vaut
rien pendant les deux premiers mois ; et, outre cela, si
on ne remplace par d'autres nourritures ce que l'on dé-
robe aux veaux, ce ne sont que des squelettes, dont
les bouchers mêmes ne veulent pas se charger.

SEVRAGE DES VEAUX.

Méthode pour les élever

L'usage du lieu ou la fantaisie décident seuls de l'âge
où l'on sèvre les veaux et les génisses : quelques-uns ne
les font téter que quinze jours, pour avoir plus tôt le
lait de leurs mères ; mais, en si peu de temps, le veau
ne peut pas avoir assez de corps et de graisse, et le lait
de cet âge ne vaut rien.

Ainsi il vaut mieux laisser téter les veaux et les génisses trente ou quarante jours, comme on fait aux environs de Paris : après ce temps, on les vend aux bouchers ; mais si on veut les garder pour les élever tout-à-
fait, on les laisse téter deux mois entiers ; plus ils tétent, plus ils sont gras et forts.

On appelle veau *de lait*, celui qui n'a pas encore
mangé de foin ; les veaux *de rivière* sont des veaux
extrêmement gras, qui viennent dans les environs de
Rouen, où il y a de bons pâturages, et où on les nourrit de lait. On appelle veau *montane*, un veau nourri
dans une ménagerie, du lait de plusieurs vaches et de
plusieurs autres ingrédiens, comme œufs et sucre ; ce
qui est une façon de les nourrir venue de l'Italie.

Lorsqu'on veut élever les veaux ou génisses, soit
pour conserver quelque bonne race de vaches, soit
pour avoir des bœufs, il faut prendre par préférence
ceux qui sont nés depuis le mois de mars jusqu'au mois
de juin, parce que ceux qui naissent plus tard ne sont
pas assez forts pour résister aux rigueurs de l'hiver sui-

vant, qui les fait mourir, ou du moins qui les attère assez pour qu'ils ne viennent presque jamais beaux.

Les veaux et génisses qu'on veut élever étant ainsi choisis et sevrés à l'âge de deux mois au plus tôt, il faut leur donner quelque temps auparavant un peu d'herbe ou du foin, du meilleur et du plus fin, afin de les y accoutumer ; ensuite on les met paître en été, depuis le matin jusqu'au soir, dans de bons endroits, séparés de leurs mères ; et la nuit on les enferme dans des étables à part, de peu qu'ils n'aillent toujours téter : il est même à propos de les mettre paître et coucher seuls à l'écart, de peur que les autres bestiaux qu'ils iraient tâtonner ne les blessent ; ou bien on leur met des muselières, qui les empêchent de téter et non pas de paître, et on les laisse aller pêle-mêle avec leurs mères et les autres.

L'hiver leur est beaucoup plus difficile à passer, attendu qu'ils sont très-sensibles au froid : c'est pourquoi, il faut tenir l'étable bien fermée et bien chaude, les changer souvent de litière, et, outre le fourrage ordinaire, leur donner de temps en temps du foin, du sain-foin et de la luzerne, pour les maintenir en embonpoint et en force ; et quand ils vont aux champs avec leurs mères, le nez toujours emmusclé, il faut avoir soin au retour de bien les frotter avec de la paille, pour les garantir des effets des frimats : quand on les a sauvés du premier hiver, les autres ne sont plus à craindre.

Lorsqu'on a ainsi élevé des génisses, il ne faut que trois mois de pâturage pour les engraisser et les bien vendre, si on ne juge pas à propos de les garder : elles diffèrent en cela des vaches, qui, n'étant pas si jeunes, prennent graisse avec plus de peine, comme nous le dirons en parlant de la manière d'engraisser les bœufs et les vaches.

Quant aux veaux, lorsqu'on ne les vend point jeunes, on les destine à la charrue ou au chariot ; et pour cet effet, ou le châtre à deux ans, comme nous l'avons indiqué à l'article du *Taureau*.

MALADIES DU VEAU.

Les maladies auxquelles le veau est sujet sont les mêmes que celles du bœuf et de la vache. Il arrive quelquefois que les veaux ont la gale presque en naissant; ils ont alors la peau rude et mal unie, et le poil hérissé. On la guérit en leur frottant tous les endroits galeux avec du beurre frais et de l'huile de chenevis.

EPIZOOTIES.

—

On nomme ainsi les maladies presque toujours incurables et pestilentielles qui attaquent les bestiaux. Les symptômes de ces maladies sont la perte de l'appétit, la diminution du lait dans les vaches, le froid des cornes et des oreilles, le hérissement du poil le long du dos, l'irrégularité et la respiration, la tristesse et l'air, pour ainsi dire, pensif des animaux.

Les seconds, qui succèdent aux précédents, sont la chaleur plus considérable et le frisson alternatif, la rougeur et le brillant des yeux, la sécheresse du mufle et de la bouche, la viscosité de la salive, la soif, l'accélération du pouls, le battement des flancs, la rougeur et la rareté des urines, la dureté et la noirceur des excréments, la perte totale du lait.

Les troisièmes, enfin, qui se manifestent les derniers, sont l'engorgement des glandes du gosier, la toux sèche, l'oppression, la difficulté de respirer, et un flux plus ou moins abondant par les naseaux, qui se montre bientôt dans les animaux affectés de l'inflammation des poumons; de même que la couleur jaune des yeux, de la matière qui en flue, celle de la peau aux aines, et la face interne des cuisses, et un flux bilieux par le fondement, sont des signes non équivoques de l'inflammation du foie.

On voit aussi, dans plusieurs animaux indistinctement, des éruptions sur diverses parties du corps, vers la fin de la maladie, et quelques-uns sont couverts d'une sueur abondante. Dans tous les renfoncemens des yeux dans l'orbite, le gonflement des paupières, l'enflure le long du dos et sur les côtés, la rentrée des éruptions, la lenteur du pouls, le rapprochement des extrémités sous le ventre, lorsque les animaux sont debout; leur faiblesse, la difficulté et même l'impossibilité de les faire lever, lorsqu'une fois ils sont couchés; la sanguinolence, l'odeur putride et cadavéreuse qu'exhale le flux des naseaux ou celui du fondement, sont des signes d'une mort prochaine et inévitable.

Le traitement préservatif est absolument le même que le traitement curatif : il doit être mis en usage pour les animaux qu'on soupçonne devoir être attaqués de la maladie, et pour ceux qu'elle affecte.

1° La saignée, soit avant, soit dans le commencement de la maladie, empêche ou calme l'inflammation du poumon ou du foie. On ne doit plus la pratiquer, dès que le flux a lieu par le nez ou le fondement; alors elle accélérerait la mort. Il vaut mieux en faire deux ou trois médiocres qu'une forte.

2° Les sétons : on peut en passer plusieurs au travers du fanon, d'une manière bien simple; on le perce d'outre en outre avec une verge de fer pointue et rougie au feu; on passe ensuite dans les trous une corde graissée d'onguent *basilicum*, et, à son défaut, de graisse rance; on en noue les bouts, pour qu'elle ne s'échappe point. Ces sétons attirent l'humeur, et l'empêchent de se fixer dans l'intérieur : c'est, pour ainsi dire, l'unique et le plus certain des remèdes dans les épizooties.

3° Les breuvages et les lavements faits avec l'infusion de mauve ou de guimauve, de buglose ou de bourrache, ou de fleur de sureau : on en met une poignée sur une pinte d'eau; on y ajoute un demi-verre de vinaigre : on peut même se borner à faire avaler à l'animal beaucoup d'eau tiède, légèrement vinaigrée et miellée.

4° La boisson d'eau blanchie avec de la farine, et dans laquelle on fera fondre une poignée de sel de cuisine par eau : on la fera avaler aux animaux, s'ils ne boivent pas seuls.

5° Les billots d'*assa-fœtida*, pilés avec du miel. Ces billots facilitent l'évacuation de l'humeur qui engorge les poumons et les glandes du fond de la bouche.

6° Les breuvages faits avec de la racine d'aunée ou de gentiane, dont on met quelques onces par pinte d'eau bouillante, lorsque les animaux commencent à se mieux porter, et que la suppuration des sétons est bien établie. Ces breuvages facilitent le retour des forces, et les animaux guérissent plus promptement.

7° Beaucoup de propreté et une grande circulation d'air dans les étables. Il ne faut pas y faire brûler du genièvre, ni des plantes aromatiques, ni de vieux cuirs, comme on le recommande. Ces odeurs ne conviennent point dans les maladies inflammatoires, et moins encore dans celles de la poitrine : il faut, si les étables sentent mauvais, se borner à y répandre du vinaigre.

Il ne faut pas employer, dans le traitement des épizooties, le camphre, le quinquina, l'alcali volatil, et d'autres médicaments qui ont été recommandés par quelques vétérinaires. On donne ordinairement ces substances à la dose de deux ou trois gros ; et elles sont insuffisantes : si on les donnait à des doses assez fortes pour que leurs effets fussent marqués, elles auraient bientôt couvert, et au-delà la valeur des animaux. D'où il résulte que, toutes les fois que le traitement d'un animal malade excédera ou équivaudra seulement sa valeur, le propriétaire courra une chance plus avantageuse, en l'abandonnant à la nature.

Sous quelque appareil que se montrent les épizooties, qu'elles soient ou non accompagnées d'éruptions extérieures, quelques soient la nature, la forme et le siège de ces éruptions, ils faut toujours commencer par faire vider l'animal, en lui donnant quelques lavements.

La première opération est d'établir un cautère : dans les bêtes à cornes, il faut le placer au fanon, et dans les chevaux aux deux éminences charnues qui se montrent en avant du poitrail de chaque côté.

Pour établir fructueusement les sétons, il faut, sur une mêche de ruban de fil, ou de corde, ou de chanvre natté, d'environ deux pieds de long, fixer sur le milieu

deūx tiges d'ellébore noir de chaque côté, et les y maintenir avec un brin de fil, et amincir les bouts afin qu'ils
ne présentent point un épaulement qui s'opposerait à
leur introduction ; il faut aussi écailler la peau de l'ellébore avec la pointe d'un couteau, afin de le rendre
plus actif.

Ces sétons doivent rester en place jusqu'à ce que la
maladie soit absolument passée dans le pays.

Au défaut d'ellébore noir qu'on ne trouve pas partout, on peut employer l'écorce de garou ou *bois saint*,
les tiges de la titimale, l'écorce des jeunes pousses de
figuier, ou des branches de clématite.

On doit mettre les animaux à la diète, avant de leur
passer les sétons, et ne les nourrir qu'avec des aliments
liquides, ou du moins ayant peu de consistance, tels
que des espèces de bouillies, des augées avec la farine,
le son, *etc.*, et encore doit-on leur seringuer de l'eau
dans la bouche après le repas, pour détacher les particules de son qui pourraient s'être arrêtées dans les ulcères.

On a assez l'usage dans les campagnes de ratisser la
langue des animaux avec une cuiller d'argent, et de les
frotter avec un mélange de poivre, d'ail et d'autres plantes hachées. Ce procédé est assez bon, et peut être con-
servé ; mais la cautérisation avec l'acide vitriolique est
préférable.

Si les tumeurs occupent d'autres parties du corps, il
faut en faire l'extirpation, ce qui se pratique, en fen-
dant la peau en trois, en disséquant la tumeur et la
cernant par-dessous.

S'il arrivait que la tumeur fût placée dans des parties
dangereuses, alors on s'abstiendrait d'en faire l'extrac-
tion ; on se bornerait à enlever tout ce qui peut l'être
sans inconvénient, et on détruirait ensuite par le feu
ce qu'on n'aurait pu enlever avec l'instrument, ayant
toujours soin de ménager son feu, de manière à ne pas
offenser la partie qui n'est pas susceptible d'extirpation.

On recouvre l'ulcère de plumasseaux chargés d'onguent fait avec parties égales de basilicum et d'essence
de térébenthine, et la moitié seulement de mouches
cantharides.

MOYENS D'UTILISER LES PRODUITS DES BÊTES A CORNES.

Les produits des bêtes à cornes sont immenses, et forment l'une des plus grandes richesses de l'homme. Ainsi le bœuf, pendant sa vie, nourrit son maître en fécondant la terre, le nourrit, après sa mort, de sa chair qui est un aliment délicieux; il l'éclaire avec sa graisse, et le chausse avec son cuir.

Le lait de la vache est une excellente nourriture : il est d'un grand secours dans les maladies de poitrine et autres inflammations. Le lait bouilli arrête la diarrhée. Le lait caillé est l'un des meilleurs préservatifs de la fièvre : le petit-lait, dont on fait un si grand usage en médecine, sert encore à blanchir les étoffes. Le lait est aussi le meilleur cosmétique qu'on peut employer pour la peau.

La crème du lait est non-seulement un mets exquis, mais encore elle guérit les crevasses de la peau, et elle sert à faire du beurre, sans lequel on ne pourrait rien faire en cuisine et en pâtisserie.

Le beurre frais s'emploie aussi en médecine ; fondu ou salé, il se conserve, et est l'une des plus grandes ressources de l'économie domestique. Le fromage qu'on obtient du lait de la vache est encore un mets délicieux.

Enfin c'est aux boutons qui se trouvent sur les mamelles de la vache que l'on doit la vaccine ; et le voisinage de ces excellents animaux est le remède le plus salutaire pour les personnes attaquées de la poitrine.

Il n'est pas jusqu'à la bouse de bœuf et de vache qui ne soit d'une grande utilité. Dans les pays où le bois est rare, on s'en sert comme le combustible ; en France, on en compose *l'onguent de Saint Fiacre*, c'est-à-dire qu'on la mélange encore humide avec partie égale de terre franche, pour recrépir les murs, enduire les ruches, faire l'aire des granges, bâtir des poulaillers et autres petites étables. Quand on délaie seulement la bouse demi-sèche avec de l'eau, comme un mortier, on est sûr de conserver intactes les racines des arbres ou autres plantes que l'on envoie au loin.

On préserve les arbres ou arbustes de la gelée, en

entourant leur pied de ce mortier. La bouse mêlée
à de la paille est encore un très-bon engrais, qui sera
meilleur, si l'on mêle un peu de chaux vive. La bouse
sert aussi à faire une espèce de mortier pour enduire
les ruches; on l'emploie pour attendrir le sabot du cheval, pour préparer certaines couleurs, et l'on assure
que, dans l'Arabie, elle sert quelquefois d'aliment aux
hommes. Les tapissiers se servent du poil des bêtes à
cornes, qu'ils appellent bourre, pour garnir les siéges;
ce poil sert aussi de bourre pour les harnais.

La colle-forte se fait avec la corne des pieds et les
débris de la peau; et les cornes sont employées par les
tabletiers, les couteliers, etc.

Avec le sang du bœuf on rafine le sucre, on clarifie
les liquides, et l'on fait la couleur connue sous le nom
de *bleu de Prusse*. Avec le fiel, on dégraisse les étoffes.

La paillette de veau, qui est le quatrième estomac
de cet animal, sert à faire la présure dont on se sert
pour préparer les fromages.

Les boyaux du bœuf servent aux charcutiers pour
entourer les cervelas et les langues fourrées; on s'en
sert encore pour battre l'or en feuilles, pour recevoir
les aérostats, et dans certains pays, on en fait des ou-
tres pour transporter les liquides

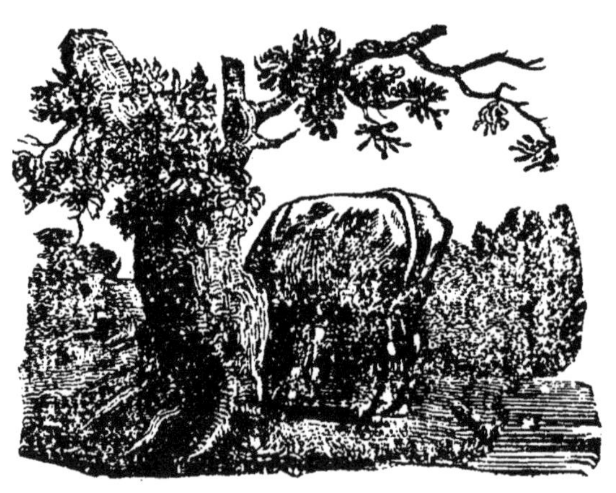

SECONDE PARTIE.

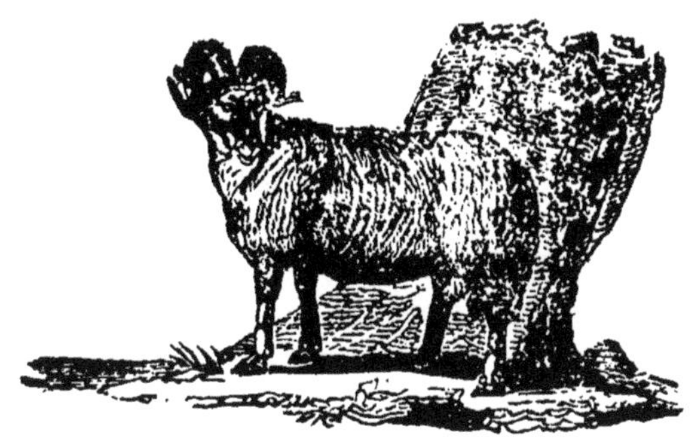

LE MOUTON.

Mouton est le terme générique, le nom de l'espèce. Le mâle se nomme *bélier*; la femelle, *brebis*, et le petit, *agneau*.

Il y en a de diverses races et variétés, dont les principales sont : les *moutons d'Espagne* ou *mérinos*, espèce célèbre par sa laine abondante, fine et frisée, et que l'on multiplie en France depuis quelques années : le mouton mérinos parvient quelquefois à une grosseur démesurée, approchant de celle d'un âne, et pesant jusqu'à 100 livres, le mouton d'*Islande*, ayant depuis quatre jusqu'à six cornes à la tête ; le *mouton à large queue*, du Cap-de-Bonne-Espérance ; *le mouton angora*, haut sur ses jambes', tête à poil ras ; et, enfin, le *mouton commun*, fort répandu en France, où il y en a plusieurs variétés.

Les brebis sont naturellement fort timides, douces, simples, dociles, délicates, très-sensibles au chaud et au froid, et fort sujettes à maladies. Ordinairement elles ne passent point neuf à dix ans : les lieux secs et voisins de la mer sont ceux où elles vivent le plus. Les béliers vivent assez souvent jusqu'à quinze ans ; mais les brebis qui ont passé sept ans, et les béliers qui en ont passé huit, ne sont plus propres à la génération ; encore est-il rare qu'ils y soient propres jusqu'à cet âge ; et c'est souvent avant ce temps que les uns et les autres ne sont plus bons qu'à être engraissés et tués.

On dit que c'est bon signe quand les moutons se heurtent la tête l'un contre l'autre, au sortir de la bergerie, ce qu'on appelle *cosser* ou *doguer*. Il est pourtant nécessaire que le berger empêche les béliers de se doguer, parce qu'ils ne peuvent que se faire du mal, en se cassant les cornes, qui s'entrelacent souvent les unes dans les autres.

Le froid, la neige, les frimats et l'humidité sont extrêmement nuisibles aux bêtes à laine. Les serpents, les couleuvres, les ours, les aigles, les corbeaux, les chenilles et les abeilles, sont aussi tous ennemis de ces bestiaux : c'est pourquoi, il faut avoir grand soin de les en préserver dans toutes les saisons, tant à la maison qu'aux champs,

CHOIX DU MOUTON.

Un bon mouton doit avoir le corps grand, les yeux de même, fort éveillés et non troublés, la queue, les jambes et les tétines longues, le ventre grand et large, la démarche libre et alerte, les jambes bas jointées ; la tête, le cou, le dos et le ventre bien garnis de laine ; et cette laine, si la brebis est d'un bon tempérament, doit être longue, soyeuse, déliée, luisante et blanche : les noires ne sont pas si estimées ; et les grises, ou celles qui sont tachetées de différentes couleurs, le sont encore moins, à cause de l'incertitude de la couleur des laines .

mais c'est principalement aux bonnes races qu'il faut s'attacher.

On ne doit point choisir de brebis trop jeunes ou trop vieilles : celles de deux ans sont bonnes à garder pour le profit, et il ne faut point les prendre, quand elles en ont plus de trois.

MULTIPLICATION DE L'ESPÈCE.

Les brebis entrent en chaleur, pour l'ordinaire, vers les mois de septembre, octobre et novembre, et elles portent cinq mois. A dix-huit mois, on peut les faire couvrir, et beaucoup mieux un an plus tard. A leur première portée, il faut y bien veiller, parce qu'elles sont sujettes à délaisser leurs agneaux au moment de la naissance.

On doit choisir pour couvrir les brebis, et pour se procurer une belle race, les béliers qui paraissent les plus vigoureux et les plus propres à la génération. Ces béliers doivent avoir le corps long et élevé, la tête grosse, le nez camus, les yeux noirs et hardis, les testicules grosses : il doit être chargé de laine. Il ne faut permettre au bélier de faire usage de ses forces qu'à l'âge de trois ans.

CASTRATION DES AGNEAUX.

Aux premiers beaux jours du printemps, et par une douce température, on fait, pour avoir des moutons, châtrer les agneaux mâles, et même, dans quelques cantons, les femelles dont on n'a pas besoin pour la remonte du troupeau. Un coup d'air qu'ils recevraient, à la suite de l'opération, pourrait leur causer la mort. Pour éviter cet accident, on les tient renfermés pendant trois ou quatre jours : les femelles exigent un peu plus de temps, avant de pouvoir parcourir les pâturages comme les autres troupeaux.

NOURRITURE DES BÊTES A LAINE.

La nourriture des bêtes à laine est de deux espèces : celle qu'on leur donne dans la bergerie, et celle qu'elles prennent aux champs.

A la maison, on les nourrit d'herbes, de foin, de paille et de son : on leur donne aussi des raves, des navets et des joncs marins hachés, comme on fait aux vaches, suivant ce qui a été dit ci-dessus, en parlant des vaches à lait : la vesce, la dragée, le sain-foin et la luzerne sont aussi très-bons aux brebis ; et, dans la disette, on leur donne des feuilles d'ormeau, de frêne et de bouleau, du cytise, des cosses et feuillages de légumes, des choux, *etc.* C'est principalement l'hiver qu'on emploie ces secours, parce qu'alors on manque de pâturages : c'est pourquoi, il faut se précautionner de bonne heure, et faire beaucoup de vesces, dragées et autres fourrages et nourritures. Le fourrage et le grain de l'orge et de l'avoine, semés et dépouillés ensemble, sont encore excellents pour nourrir les moutons en hiver, ainsi que le foin des prairies que l'eau de la mer baigne. Il y a même des endroits où l'on fait amas en juin et juillet de petites branches de genêt sauvage, avec leurs cosses et fruits : on les fait bien sécher au soleil, et on les garde pour en nourrir les moutons et brebis durant l'hiver : le grain en est un peu amer, mais ils y sont bientôt accoutumés. En tout cas, on peu mettre tremper tout ce fourrage dans l'eau, ou même lui donner un bouillon sur le feu, pour en ôter toute l'amertume, comme on fait aux lupins. On peut encore ne prendre que la graine du genêt, en la secouant sur des draps, quand elle est bien mûre, pour leur en donner l'hiver quelques poignées parmi d'autres nourritures.

Quant au pacage des bêtes à laine, au printemps, en automne et en hiver, on ne les mêne paître qu'une fois le jour, sur les neuf heures, lorsque le soleil a dissipé la gelée, la froidure et l'humidité, qui causent aux brebis des flux de ventre.

Les terrains les plus élevés, les plus en pente, les plus légers et les plus secs, sont les meilleurs pour le pâturage des moutons. Les meilleures herbes sont celles qui ont déjà pris de l'accroissement, qui approchent de la floraison, ou qui commencent à fleurir : les herbes trop jeunes ne sont pas si bonnes; elle sont trop aqueuses, trop âcres : celles qui ont pris tout leur accroissement, qui portent graine, ou qui sont trop vieilles , n'ont plus de suc et sont trop dures : les herbes qui résistent à la gelée, et qui sont presqu'aussi fraîches dans le fort de l'hiver que dans la bonne saison, peuvent servir de pâturages pour l'hiver ; telles sont la pimprenelle et le pastel.

AGE DES MOUTONS

On connaît l'âge des moutons par la dent. A un an , ils perdent les deux dents de devant ; à dix-huit mois ; les deux voisines des premières ; et à trois ans , elles sont toutes remplacées, égales et assez blanches; mais, à mesure que l'animal vieillit , elles noircissent , deviennent inégales, et enfin tombent ordinairement vers neuf à dix ans. On en voit se maintenir jusqu'à douze , quinze et dix-huit ans , et quelquefois pas au-delà de six à sept.

PARCAGE DES BÊTES A LAINE.

Parquer les bêtes à laine , c'est leur faire passer la nuit au milieu des champs, dans un parc fait de claies , que l'on transporte où l'on veut.

On parque pour engraisser la terre sur laquelle on met le parc , soit terre labourable , verger, pâtis , ou même prairie, quand elle n'est point marécageuse. Le fumier de mouton, chaud et gras, communique à la terre des sels de fécondité qui la raniment; et les brebis, qui ne parquent que pendant les nuits douces , ne se trouvent que mieux du changement de gîte. Les bons censiers achètent des troupeaux exprès, pour parquer leurs terres en un ou plusieurs parcs ; les moindres contiennent soixante moutons.

Le parc dans lequel on les fait coucher, n'est autre chose qu'un carré , grand à proportion du nombre des bêtes qu'on y enferme, et entouré de claies ou de chassis de bois de fente, qui sont traversés par des pieux et soutenus en dehors par des piquets.

Pour faire ces claies, ou prend de petites perches de la grosseur d'un pouce, le coudrier ou autre bois flexible et léger : on les entrelace les unes sur les autres, à travers d'autres perches du même bois, qu'on choisit plus grosses et plus droites : on les appelle *montants*, et on les met à un bon pied et demi de distance l'un de l'autre : on croise les petites perches sur ces montants, en commençant par le bas ; et, quand on en a fait quatre pieds de haut, on y laisse un vide d'un demi-pied, et on recommence au-dessus à entrelacer les perches sur les montants, jusqu'à la hauteur de cinq à six pieds, qui est la hauteur ordinaire de chaque claie. Elle a aussi d'ordinaire sept pieds de long, parce qu'on prend ordinairement des perches de cette longueur : on peut les faire plus longues en mettant deux perches bout à bout l'une de l'autre. Le vide qu'on y a laissé est l'endroit où posent les piquets. Les montants des deux bouts de chaque claie doivent être plus forts que les autres, parce qu'ils soutiennent l'ouvrage. On a soin de les lier fortement avec de bonnes harts, ou avec de l'osier. On fait des claies autant qu'on juge en avoir besoin, selon l'étendue du parc et le nombre des bestiaux.

Les claies étant ainsi faites, on les voiture sur le lieu qu'on veut parquer, et là on fiche d'abord des pieux en terre d'espace en espace, en formant le plan du quarré dans lequel on veut enfermer le troupeau : on met les claies entre ces pieux, en sorte que, si le premier est en-dedans du parc, le second soit en-dehors, et on continue ainsi jusqu'à ce que les quatre faces soient garnies : alors, pour mieux soutenir les claies, on les appuie en-dehors avec des piquets de six pieds en six pieds, mis en contre-fiche, et arrêtés à un des montants, à l'endroit où la claie n'est point entrelassée. Au bas de chaque piquet, il y a un trou, dans lequel on met un grand coin qu'on enfonce en terre avec un maillet : c'est ce qui tient les claies en état.

On laisse la dernière claie à un coin du parc, sans être appuyée, pour y servir d'entrée au troupeau. Le berger a soin de l'y enfermer le soir, quand il s'y retire et de bien assurer dernière claie.

Il y a des endroits où l'on fait des parcs de palis, mais ils sont plus coûteux, moins sûrs et moins transportables que ceux de claies.

Quand on a fait ainsi un premier parc, on en dresse un second tout contre ; ensorte qu'un des côtés du premier sert de cloison pour l'autre, qu'on continue comme on a dit. C'est l'ordinaire de dresser ainsi deux parcs de suite, surtout lorsqu'on a bien des terres à parquer, et un bon nombre des troupeaux à y enfermer ; car on les passe alternativement de l'un dans l'autre, pour fumer plus de terre à la fois, et ce changement se fait, si l'on veut, deux ou trois fois durant chaque nuit, principalement quand elles sont longues.

Il faut laisser le troupeau dans le premier parc jusqu'à minuit ; en suite le faire passer dans l'autre à la pointe du jour, où il reste jusqu'à ce que le soleil ou l'air ait dissipé la rosée, qui est trés-préjudiciable à ce bétail, quand il paît l'herbe qui en est mouillée.

Lorsque les bergers parquent, ils ont une cabane soutenue sur des roulettes, qu'ils conduisent où ils veulent : elle leur sert de retraite pour coucher ; et pendant qu'ils y sommeillent, leurs chiens veillent à la garde de leurs moutons contre l'insulte des loups. C'est hors du parc que le berger se place avec sa houlette et ses chiens.

Quand c'est dans un pâtis, pré ou verger qu'on parque, il n'y a aucune façon à y faire, avant ni après le parcage ; mais, lorsque c'est une terre à labour, il est nécessaire qu'elle ait eu une ou deux façons avant que d'y parquer : le fumier y pénètre mieux, fait un meilleur effet, et même plus prompt, et il en faut beaucoup moins ; et, lorsque le parc est retiré du champ, on doit aussitôt y donner un léger labour, afin que les sels de l'engrais que les moutons y ont laissé ne se dissipent point.

On parque depuis le mois de mai jusqu'à la Toussaints, et plus tard, selon que la saison et le climat le permettent. Un parc de cent moutons suffit pour amender tous les ans huit arpens de terre : on renouvelle cet amendement tous les six ans sur les terres aux champs.

DE LA TONTE.

En France, où nous ne faisons qu'une tonte par an, on tond les moutons et les brebis au mois de mai, plus ou moins tard, suivant la chaleur, et les agneaux dans le mois de juillet, parce qu'avant ce temps ils n'ont pas de quoi tondre. Si on tondait les brebis avant ou après le mois de mai, ils auraient ou trop froid aussitôt qu'ils auraient perdu leur toison, ou trop peu de temps pour se revêtir avant l'hiver.

Pour faire la tonte, il faut toujours choisir un beau jour sans vent. La veille, sur le soir, on lave tout le troupeau bête à bête dans une rivière ou ruisseau bien clair : l'eau de mare serait trop sale pour cet effet; et, pour que la laine ne se gâte point la nuit dans la bergerie, on y met une litière toute fraîche. Le lendemain, jour de la tonte, le berger doit avoir ramené son troupeau dans la bergerie, sur les huit heures du matin, pour qu'on fasse la tonte : on prend chaque brebis, mouton ou agneau l'un après l'autre, on le lie par les quatre pieds, on l'étend sur une nappe ou sur un van, et avec de bonnes forces, qui sont de grands ciseaux, on lui coupe toute la laine le plus près de la chair qu'il est possible. Si on ne les a pas tondus tous avant l'heure de retourner au pâturage, on remet à faire le reste au lendemain. Après que les bêtes à laine sont tondues, il est bon de leur passer la main sur le dos pour les fortifier, et on les frotte de vin et d'huile de noix mêlés ensemble. Il y en a qui les frottent de suie de cheminée ou de charbon pilé, afin que les mouches ne les incommodent point.

Si on leur fait quelques cicatrices en les tondant, il n'y a qu'à les frotter avec du vieux-oing ou du sain-doux, ou bien avec de la térébenthine et de l'huile d'olive. On peut aussi mettre du sain-doux ou bien de la cire dans du vin et de l'huile de noix ; et cet onguent, dont on frotte le corps de la bête tondue, empêche qu'elle n'ait la gratelle ni la gale, et la laine en revient plus longue et plus touffue : l'eau de la mer produit le même effet, quand on est à portée d'y plonger les moutons nouvellement tondus.

DE LA LAINE.

Il faut avoir soin de mettre la laine nouvellement coupée dans un lieu propre et bien aéré, afin que les vers ne s'y mettent pas.

La laine blanche est toujours la plus estimée, parce qu'elle reçoit toutes sortes de couleurs. La laine qui est tombée avant la tonte, et celle qu'on prend sur une bête morte, ou même sur une bête malade, n'est pas si bonne et est plus sujette à la vermine que celle qu'on a tondue sur une bête saine. Il faut bien nourrir les troupeaux, pour que la laine ne tombe point avant la tonte, et leur donner souvent de la litière fraîche, pour que la fiente ne gâte point la laine. Les bergers doivent aussi être attentifs à empêcher que leurs troupeaux n'aillent se déchirer contre les bois, haies, buissons, ronces et chardons. Les anciens couvraient de peaux leurs bêtes à laine, pour que leurs toisons ne se gâtassent point.

Il y a des moutons à la grande laine, dont il est bon de se pourvoir.

La meilleure laine est la laine-mère, c'est-à-dire, celle qui se prend sur le dos de la bête ; celle des cuisses et du ventre va ensuite.

La laine crue est celle qui n'est point apprêtée : les vers se mettent dans les laines grasses ; on les dégraisse avec du savon noir.

DE L'ENGRAIS DES BÊTES A LAINE.

On ne choisit pour engraisser que les brebis et les moutons dont on veut se défaire ; car les brebis n'ont pas besoin de tant de graisse pour être fécondes : au contraire il faut qu'elles soient un peu maigres pour mieux retenir. D'ailleurs, des troupeaux engraissés sont en danger de périr, surtout pendant l'hiver, parce que la graisse ne leur étant venue que par une nourriture contraire à leur naturel, comme de leur faire paître la rosée, de les faire beaucoup boire : la bonté du tempérament peut bien supporter pendant quelque temps les mauvais effets de cette nourriture, mais ils ne peuvent point résister long-temps à cet embonpoint forcé : c'est pourquoi on s'en défait toujours avant le mois de mars, parce que la chaleur naissante les ferait crever.

Au mois de mars, à la pointe de l'herbe, ceux qui ont beaucoup de pâtis à leur disposition, achètent des moutons maigres, mais forts, qu'ils mettent au vert dans ces pâtures : au bout de deux mois, ils ont pris graisse, et ils les renouvellent. Trente arpents de côteaux passablement garnis d'herbes suffisent pour un troupeau de deux cents moutons, dont on fait trois levées par an, c'est-à-dire, qu'on le renouvelle trois fois. On charge davantage les pâturages humides, et les bêtes y prennent graisse plus vite, mais elle n'est pas si bonne.

En été, il est nécessaire que toutes celles qu'on destine à l'engrais soient mises dans une étable à part et données à un berger particulier, pour les mener aux champs aussitôt que le jour paraît et avant que la rosée soit passée, parce que les moutons qui paissent l'herbe qui est encore mouillée engraissent en peu de temps. Au contraire, les bêtes à laine qu'on veut garder, il ne leur faut jamais de rosée, point ou très-peu de boisson, et le moins qu'il est possible d'humidité. Le berger doit avoir soin de faire boire souvent ceux qu'on veut engraisser, et de les mener glaner dans les champs aussitôt que le blé en a été levé.

Il ramènera son troupeau sur les huit heures du matin, avant que le chaud commence ; car rien ne nuit plus à l'engrais que la chaleur : il les fera beaucoup boire avant de les enfermer, et leur donnera même de temps en temps quelque chose, comme du sel, pour les exciter à boire beaucoup et souvent : il les reconduira aux champs, sur les trois heures jusqu'à la nuit, qu'il les fera aussi boire le plus qu'il pourra, et il les ramènera.

Trois mois de ces soins suffisent pour engraisser les moutons et brebis : on commence ce régime au mois de mai, pour ceux qu'on veut vendre de bonne heure, et au mois de juillet, ceux qu'on veut vendre plus tard; car, au bout de trois mois, c'est le vrai temps de s'en défaire : ils ont de l'embonpoint, et la chair est d'une

bonne substance, au lieu que, quand on les laisse trop
languir, et qu'ils passent l'hiver après cet engrais préci-
pité, les humeurs qui se sont amassées leur gâtent le
foie et les font mourir de langueur.

En hiver, pour avoir des brebis et des moutons gras,
on les met dans une étable à part, à la fin de septembre ;
on les y nourrit de bon foin, d'avoine et de pelottes de
farine d'orge ou d'autres grains, et on les fait boire
beaucoup, en mettant un peu de sel dans leur eau. Pour
ménager les fourrages, on peut encore engraisser les
brebis avec des raves et navets, ou du sain-foin d'hiver, dont nous avons parlé ci-dessus, au chapitre des
Vaches.

On engraisse aussi les béliers avec ces navets et ce
sain foin d'hiver ; ou bien, comme nous l'avons dit ci-
dessus, en les menant l'été aux champs avec les brebis
qu'on veut engraisser. Il faut seulement se souvenir que
les béliers doivent être châtrés ou tournés, avant que
d'être mis à l'engrais.

Dans les vallées, surtout près de la mer, on engraisse
bien vite les moutons dont on veut se défaire, en les
mettant, soit en automne ou en hiver, dans les prairies
ou pâtures basses que les gros bestiaux ont pacagé tout
l'été : les bêtes à laine y prennent graisse promptement,
mais il faut les tuer aussitôt.

C'est une règle générale qu'il faut se défaire des bêtes
à laine, aussitôt qu'elles ont pris graisse, car elles ne
la prennent jamais deux fois.

ÉLEVAGE DES AGNEAUX.

Aussitôt que l'agneau est né, on le lève, on le tient
droit, puis on l'approche de sa mère, pour qu'il la re-
connaisse et qu'il commence à téter ; mais il faut auparavant avoir tiré et jeté le premier lait de la brebis,
parce que c'est un lait gâté pendant le travail de la
mère. On doit enfermer la brebis deux jours avec son
agneau, afin de le tenir chaudement, et qu'il apprenne
à la connaître.

Toutes les brebis qui auront agnelé seront enfermées,
et nourries pendant quatre jours avec de bon foin et du

son mêlé d'un peu de sel ; on leur fera boire de l'eau tiède, blanchie avec un peu de farine de millet ou de froment.

On leur donnera encore des feuilles d'orme ou de frêne qu'on aura amassées dans la saison : bien des gens de campagne ne prennent pas cette précaution.

Le regain, qui est le second foin, leur est fort bon.

On les nourrit aussi de cytise ou de cosses de vesces ou de pois. L'orge leur est encore fort salutaire, ainsi que les fèves pilées avec leurs cosses, ou les pois chiches, s'il y a plus d'économie à leur en donner qu'à les vendre.

Au bout de quatre jours, on conduira la mère aux champs avec les autres ; mais on ne la mènera pas loin, de peur d'échauffer son lait, qui rendrait l'agneau galeux.

La litière ne leur manquera pas, et tous ces soins s'observeront dans la bergerie particulière où l'on aura mis la brebis, ou du moins dans l'endroit de la bergerie destiné pour séparer les agneaux du reste du troupeau.

Si quelque agneau n'approche point de sa mère pour téter, il faut l'y porter, lui frotter les lèvres avec du beurre et du sain-doux, y mettre du lait.

Aussitôt que l'agneau commencera à connaître sa mère, on pourra la laisser aller aux champs avec les autres, tandis que son petit sera tenu bien chaudement, sans sortir de la bergerie. Quand il aura pris un peu de force et qu'on le verra bondir, et demander par-là un peu plus de liberté, on peut lui en accorder, en le mettant dehors soir et matin pour téter avec sa mère, avant qu'elle n'aille aux champs et après qu'elle en est revenue.

Et enfin, lorsque l'agneau sera assez fort pour manger un peu de son et un peu de foin, tandis que sa mère sera aux champs, on lui en donnera de plus menu et du meilleur, pour l'empêcher de bêler.

Tous les agneaux, ainsi que nous l'avons dit, doivent être renfermés ensemble dans une bergerie particulière, ou du moins dans un coin de la bergerie, séparés de leurs mères par des claies faites exprès : ce lieu sera un peu obscur, et garni de bonne et fraîche litière.

BERGERIES.

Il faut que les bergeries soient basses, de planche, pour qu'elles soient plus chaudes en hiver : il faut faire ensorte que l'aire de la bergerie soit unie, sans pierres ; qu'elle aille en pente, afin qu'on la puisse nettoyer plus aisément, et qu'il n'y reste point d'urine, parce qu'elle cause du mal aux pieds des brebis et leur gâte la laine. On ne donne point de jour aux bergeries que par une petite fenêtre. Quand on a des brebis dont la laine est fine et précieuse, on fait l'aire de la bergerie en planche, et on y laisse quelques trous, pour que les eaux s'écoulent, et que la laine du troupeau soit plus propre.

Il faut avoir une bergerie séparée, ou couper la bergerie en deux avec des claies hautes, pour séparer les agneaux d'avec leurs mères. Il faut aussi mettre les béliers à part.

DEVOIRS DU BERGER.

Le berger doit être vigilant, robuste, alerte, doux, patient ; il doit avoir de l'affection pour son troupeau, et faire souvent la revue de ses moutons, tant à la maison qu'aux champs, pour voir s'il n'y en a point d'égarés, panser ceux qui se trouveront malades, et les séparer du troupeau. Il doit aussi avoir soin de ne point laisser manquer de litière, ni de fourrage en hiver, de nettoyer les bergeries, de choisir à ses brebis de bons béliers, et surtout de bien soigner les mères dans le temps qu'elles agnèlent, et de bien entretenir de bonne paille la litière de tout son bétail ; et, si elle est rare dans le pays, de genêts et de bruyères les plus douces.

PRODUITS DES BÊTES A LAINE.

Non-seulement la toison des bêtes à laine est d'un grand produit ; mais leur chair, leur lait, leur graisse, leur peau, leur fumier, tout en eux, enfin, est d'une grande utilité.

Les brebis agnèlent tous les ans; ainsi, tous les ans
les troupeaux doublent.

On tond aussi tous les ans une, deux, et dans quel
ques endroits jusqu'à trois fois, les moutons, brebis ou
agneaux, et leur laine est un revenu annuel, soit qu'on
la vende aux entrepreneurs de manufactures de draps,
aux bonnetiers, *etc*, ou qu'on l'emploie chez soi, ou
qu'on la fasse employer en couvertures, bas, draps ou
étoffes grossières, comme poulangis et tirtaine, dont
les domestiques et les habitants de la campagne s'ha-
billent; matelas, *etc*. Les laines blanches sont plus estimées : celles d'agneaux se vendent comme les autres.

La chair des bêtes à laine est estimée partout, est
partout d'un grand débit, surtout celle de l'agneau et
du mouton. L'agneau est excellent et cher, après Noël
et Pâques. La chair de brebis même, quoique fade et
visqueuse ne laisse pas que de se vendre assez bien :
celle du bélier se mange rarement, parce qu'elle a l'odeur
forte et la saveur désagréable, de même que le bouc :
cependant on châtre, ou du moins on tourne les béliers,
pour les engraisser ensuite, et leur chair passe pour les
gens du commun.

La caillette d'agneau sert à faire de la présure; la
tête, les pieds, la frésure, le poumon, les rognons et
la plupart des intestins du mouton, servent à la cuisine : on les emploie aussi, même le fiel, dans la médecine, à beaucoup de choses, comme nous le dirons ailleurs.

Le lait de brebis fournit beaucoup; il est d'un grand
usage dans une maison de campagne : comme il a moins
de petit-lait que les autres, et qu'il est beaucoup plus
gras et butireux, on en fait du fromage qui est très-bon
et de garde. Quelques-uns l'estiment même plus que celui de vache, parce qu'il se digère plus aisément; mais
aussi il est moins nourrissant. Le lait de brebis s'emploie
comme celui de la vache; l'abondance en est plus ou
moins grande selon que les brebis trouvent de quoi manger; on les trait deux fois par jour, et on commence à
le faire aussitôt que les agneaux sont sevrés, jusqu'à ce
que les froidures de l'automne fassent tarir le lait.

La graisse de mouton produit aussi beaucoup d'arꞩent, parce que c'est le meilleur suif ; il est plus blanc et plus ferme que celui du bœuf : c'est pourquoi il faut avoir soin de le conserver jusqu'à ce qu'on le vende ou qu'on l'emploie à en faire de la chandelle pour la maison. Pour cela, on le mêle presque toujours avec celui de bœuf, comme nous l'avons dit au chapitre du Bœuf.

On se sert des peaux de mouton à bien des usages, de même que de celles de brebis et d'agneaux : pour en avoir de l'argent quand on veut, il n'y a qu'à les porter aux tanneurs, aux corroyeurs, aux mégissiers, aux parcheminiers, aux foureurs et aux relieurs ; car on en fait du parchemin, de la basane, et des couvertures de livres ; on en double des manchons, des jupes, des vestes, *etc.*

Tout sert dans le mouton, jusqu'au boyaux ; car on en fait des cordes.

MALADIES DES BÊTES A LAINE.

—

ABCÈS.

Les abcès sont aisés à remarquer par la tumeur ou bosse qu'ils produisent.

En quelque endroit du corps que ces abcès paraissent, il faut toujours les ouvrir, pour en faire sortir toute la corruption, et distiller dans la plaie de la poix fondue avec du sel brûlé et mis en poudre ; puis donner à la brebis de la thériaque délayée dans de l'eau : elle poussera toute l'humeur maligne au-dehors et purgera la brebis.

BOUQUET OU GRATELLE.

C'est une espèce de gale qui vient sur la tête et sur le nez des bêtes à laine. Il faut frotter la partie malade, si le mal est récent, avec un onguent composé de soufre et d'huile d'olive; mais, si le mal est invétéré, il faut ajouter à la composition de cet onguent du chenevis, de l'ellébore noir et de l'euphorbe, le tout par égales parties. Cette maladie est presque toujours mortelle pour les agneaux.

CATARRHE OU MORVE.

Cette maladie, la plus dangereuse de toutes pour les bêtes à laine, se manifeste par un écoulement d'humeurs visqueuses, blanches ou rousses, sortant des naseaux. Les poumons viciés en sont la cause. Le premier soin que l'on doit avoir dans cette conjoncture, est celui de séparer la brebis morveuse des autres qui la lécheraient et périraient toutes.

Cette maladie est presque toujours mortelle. Cependant on pourra essayer les remèdes suivants:

Faites avaler à la brebis morveuse une cuillerée d'eau-de-vie avec du mithridate.

Mettez dans une cuiller de fer gros comme une noisette de soufre, que vous jetez ensuite tout bouillant dans un demi-setier d'eau; retirez-l'en, faites le fondre une seconde fois, et jetez-le encore dans la même eau, que l'on fait ensuite boire à la brebis morveuse.

Pilez de l'ail et de la sauge frange, que vous mettez dans du fort vinaire, et que vous faites avaler à la brebis. Si, dans trois ou quatre jours, la brebis ne guérit point, il faut la tuer.

CLAVEAU OU CLAVÉE.

C'est une maladie fort dangereuse, quand elle se met dans les troupeaux de moutons: elle se déclare au-dehors par de certains petits clous, dont ces bêtes sont couvertes, et qui les font mourir. Quand on en voit quelques-unes attaquées de ce mal, il faut les séparer des autres, parce que ce mal se communique aisément. La plupart des gens de la campagne confondent ce mal avec une espèce de toux qui attaque les brebis, mais ils se trompent. Pour le guérir, ils font une espèce de liqueur composée d'alun et de soufre dissous dans du fort vinaigre, dont ils frottent le mal, et pour garantir le cœur de la bête, ils lui donnent de l'orviétan ou de la thériaque, gros comme une fève, détrempée dans une cuillerée d'eau.

La clavée se guérit encore avec la poix-résine seule, ou avec de l'alun, du soufre et du vinaigre mêlés ensemble; ou bien on prend une pomme de grenade encore tendre, avant que les pépins soient formés : on la broie avec de l'alun et un peu de vinaigre, dont on l'arrose. Il y en a aussi qui prennent du vert-de-gris pulvérisé, et qui en frottent le mal. D'autres se servent de noix de galle, brûlée et mise en poudre avec du gros vin.

Il y a de ces clous plus dangereux les uns que les autres : ceux où il y a un ver le sont beaucoup; et pour en guérir le bétail, il faut adroitement les inciser tout autour, et prendre garde de ne point toucher au ver qui est dessous, car, lorsqu'on le blesse, il jette une ordure si maligne, qu'elle infecte tout ce qui est ulcéré, et met la brebis en danger de mort. Quand les clous sont bien incisés, on met dans les plaies du suif qu'on fait dégoutter d'une chandelle.

DARTRE

Les dartres des bêtes à laine se traitent de la même manière que les dartres des bêtes à cornes. (*Voyez cet article.*)

ENGORGEMENT DES MAMELLES.

Les mamelles des brebis s'engorgent souvent quand on sèvre les agneaux trop tôt ou trop brusquement; mais ce mal n'est pas dangereux, et il suffit pour le guérir de faire boire à la brebis de l'eau dans laquelle on aura fait dissoudre du sel marin.

FOURCHET

C'est une inflammation du pied, ordinairement causée par la fatigue ou par la poussière et la terre, sous l'onglon. Il faut pour la guérir fendre l'onglon, laver le pied avec une décoction de graine de lin, et l'envelopper de linge.

GALE

La gale se décèle par les démangeaisons qu'éprouve le mouton. Il essaie à se gratter avec ses pattes partout où elles peuvent atteindre, à s'arracher la laine avec les dents, à se frotter contre les arbres, les murs, *etc.* Lorsqu'on examine la peau des brebis galeuses, on la trouve plus dure aux endroits qui démangent, on y sent des grains qui résistent sous le doigt; on y voit des écailles blanches ou de petits boutons, d'abord rouges et enflammés, et ensuite blancs ou verts.

Un mouton galeux suffit pour infecter tout un troupeau : il faut aussitôt le séparer des autres, et employer les remèdes appropriés à sa cure.

Dans le principe, de simples liniments huileux avivés avec de l'essence de térébenthine, suffisent pour guérir la gale aux endroits du corps qui en sont frottés ; mais, quand elle est ancienne, quand elle a vicié la masse des humeurs, fait tomber la laine en tout ou en partie, il faut ou tuer le mouton, ou employer les sudorifiques ou autres remèdes, ou le soumettre à un traitement dont le prix surpasse souvent sa valeur.

La gale attaque principalement les moutons qui sont entassés, pendant la nuit, dans des étables chaudes et infectes. Ceux qui vivent continuellement en plein air, et qui sont bien soignés, bien nourris, en sont rarement affectés.

Il est une espèce de gale qui ne cause pas de démangeaison aux moutons, mais qui fait tomber leur laine encore plus promptement que celle dont nous venons de parler. Elle se traite de la même manière.

INDIGESTION.

L'indigestion des bêtes à laine a les mêmes causes que celle des bêtes à cornes, et se traite de la même manière. (*Voyez cet article.*)

GOURDIE.

Cette maladie, qu'on appelle aussi *mal de Sologne*, est l'apoplexie du mouton. La saignée est le seul remède à ce mal presque toujours mortel.

PHTHISIE PULMONAIRE.

La phthisie dégénérant presque toujours en pourriture, il est plus sage de tuer le mouton qui est atteint que de tenter de le guérir. Cependant, si l'on préférait le dernier parti, il faudrait traiter cette maladie de la même manière que la pleurésie et péripneumonie des bêtes à cornes. (*Voyez ces articles*).

PIETAIN.

On nomme piétain un ulcère qui se forme au pied du mouton, sur la solle de l'onglon. Il faut couper la corne, et laver l'onglon avec du sulfate de cuivre.

PIQURES D INSECTES.

Le mouton est souvent piqué par des insectes qui se cachent dans sa laine. Ces piqûres produisent des tumeurs que l'on guérit en les frottant de sain-doux, après les avoir pressées pour en extraire le larve.

Il y a aussi une espèce de mouche qui s'introduit dans le nez des bêtes à laine et y dépose ses œufs. Il n'y a rien à faire à cela; mais le mal n'est pas dangereux.

POURRITURE.

La *pourriture*, qu'on appelle aussi *foie pourri*, la *maladie du foie* et le *agmer*, attaquent principalement les moutons qui paissent dans les lieux marécageux. On a indiqué un grand nombre de remèdes contre cette maladie; mais il paraît prouvé qu'aucun n'a l'effet réel, lorsqu'elle est parvenue à un certain degré. Un régime sec et salé est ce qui a le mieux réussi jusqu'à présent, pour guérir les animaux qui commencent à en être attaqués, et surtout pour prévenir ses ravages dans les troupeaux. En conséquence, un cultivateur qui verra quelques-uns de ses moutons atteints de la pourriture, les fera paître exclusivement dans les pâturages les plus arides de sa propriété, et leur donnera abondamment du sel.

On reconnaît qu'un mouton est attaqué de la pourriture, lorsqu'il a les yeux et les lèvres pâles, la contenance incertaine; lorsque la laine se détache pour peu qu'on la tire, et qu'il mange peu ou point. Ces symptômes s'aggravent plus ou moins rapidement, et arrivent au point que l'animal ne peut plus se tenir sur ses jambes et meurt.

POUX.

Pour chasser le poux et autres insectes qui tourmentent les brebis, il faut se servir de l'infusion d'une demi-livre de tabac dans quatre ou cinq pintes d'eau, à laquelle on ajoute une poignée de sel : on en lave avec soin l'animal.

On se sert aussi du même onguent pour la gale, et de l'eau de lessive, après quoi, on les lave avec de l'eau nette.

Quelques cultivateurs emploient de la racine d'érable bouillie dans de l'eau, et en frottent les brebis.

TUMEURS.

Le traitement est le même que pour les tumeurs des bêtes à cornes, seulement il ne faut administrer que le quart des doses indiquées pour les bœufs.

ULCÈRE DU BOUTRI.

La laine imbibée d'urine et salie de fumier détermine souvent au boutri, qui est l'extrémité du pénis, un ulcère, que l'on guérit en lavant la partie malade avec une décoction de racines de guimauve, et ensuite avec du beurre frais.

VERS.

Le mouton a quelquefois des vers dans le foie ou dans le poumon. Ils sont engendrés par la pourriture, et le le mouton qui en est attaqué, ce que l'on reconnaît à la toux, n'est bon qu'à tuer.

VERTIGE.

Si le vertige est produit par la présence des vers hydatides dans le cerveau, il est sans remède. Cependant, comme il peut être causé par la grande chaleur, essayez les remèdes suivants : Saignez à la tempe, en petite quantité, ou bien à la veine qui est sous le nez, le plus haut possible : d'abord la bête s'évanouit, ce qui est ordinairement un bon signe, et quelquefois aussi elle n'en relève point; car la brebis guérit ou meurt.

Au lieu de la saignée, qui est un remède extrême, on peut essayer celui-ci, beaucoup plus doux.

Prenez des bettes sauvages, exprimez-en le suc, mettez-en dans le nez de la brebis, tâchez de lui faire manger de cette herbe; ou bien, coulez-lui dans l'oreille du jus d'orvale ou toute-bonne.

MALADIES DES AGNEAUX.

Les agneaux ont leurs maladies particulières , mais elles sont en petit nombre : pour peu qu'ils soient malades , ils sont dégoûtés, ont le front fort chaud , et ne tétent point.

Dès qu'on s'aperçoit qu'ils sont atteints de quelque infirmité, il faut d'abord les ôter d'auprès de leurs mères: les signes qu'ils donnent de maladie sont les mêmes qu'aux brebis ; il n'y a de la différence que dans les remèdes. Ainsi , lorsque les agneaux ont la fièvre , on prend du lait de leurs mères avec autant d'eau de pluie qu'on leur fait boire.

Quand les agneaux mangent de l'herbe encore mouillée de rosée, la gratelle leur vient au menton. Pour les en guérir, on prend de l'hysope avec du sel broyé ensemble, et on en frotte le palais, la langue et tout le museau de l'agneau; ensuite on lave la gratelle avec du vinaigre, et on la frotte après avec de la poix-résine fondue dans du sain-doux. Quelques-uns prennent du vert-de-gris et deux fois autant de vieux-oing ; ils incorporent bien le tout à froid, et en frottent la gratelle. D'autres mêlent dans de l'eau des feuilles de cyprès broyées , qu'ils y laissent macérer; ensuite ils en lavent le mal.

Pour les autres maladies des agneaux, on emploie les remèdes qui viennent d'être enseignés pour les brebis.

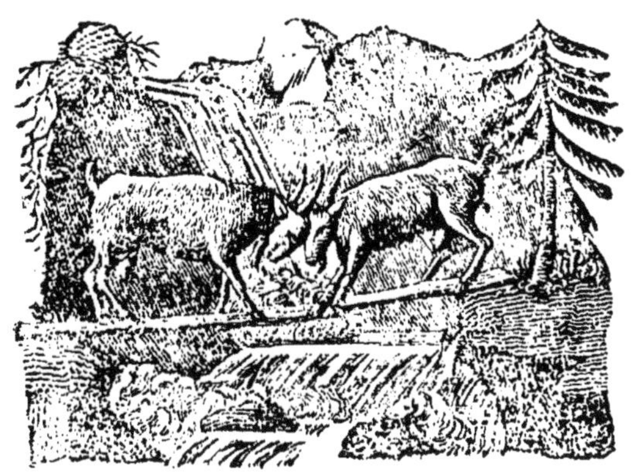

DU BOUC ET DE LA CHÈVRE.

Le mâle des chèvres s'appelle bouc : ses cornes , outre son sexe, le distinguent de la chèvre ; il s'en distingue aussi par l'odeur forte et désagréable qu'il répand. Le petit dé cette espèce d'animaux se nomme chevreau.

Les chèvres ont beaucoup de rapport avec les brebis, quant à la nourriture; mais, quant à l'instinct naturel , celui des chèvres est très-difficile à gouverner.

Un chévrier ne peut guère conduire plus de cinquante chèvres. Ces troupeaux se gouvernent comme ceux de brebis.

Les chèvres coûtent peu et font un grand profit : elles aiment les montagnes et les endroits stériles , mais elles craignent beaucoup le froid

Le *bouc* est un animal très-vigoureux et très-chaud , un seul peut suffire à plus de cent chèvres; mais cette ardeur qui le consume ne dure que trois ou quatre ans, et ces animaux sont énervés, et même vieux , à l'âge de cinq à six ans.

Les chèvres entrent en chaleur aux mois de septembre , octobre et novembre. Elles portent cinq mois , mettent bas au commencement du sixième , et nourrissent leurs petits pendant six semaines.

La chèvre peut être saillie à un an. Elle ne produit ordinairement qu'un chevreau, rarement trois, et jamais plus de quatre. Comme la brebis, elle souffre beaucoup pour mettre bas, et il faut les aider l'une et l'autre dans cette opération de la nature.

Le chevreau commence à manger trois semaines après sa naissance : il faut l'y accoutumer peu à peu avec des herbes tendres et un peu de son, dans lequel on met une pincée de sel égrugé.

Lorsque le chevreau a atteint six semaines , il faut le sevrer , pour jouir du produit de sa mère.

CHOIX DE LA CHÈVRE ET DU BOUC.

Une bonne chèvre doit avoir la taille grande, la marche ferme et légère, le poil épais, doux et uni, les mamelles grosses , et les pis gros et longs : il faut aussi qu'elle soit large du derrière, qu'elle ait les cuisses fortes , et les jambes grosses et court-jointées. Quant à la couleur, les chévriers prennent ordinairement les blanches , parce qu'elles passent pour avoir plus de lait. Il y en a pourtant qui croient que celles qui sont noires ou rougeâtres donnent de meilleur lait, et qu'elles sont plus légères , plus éveillées , plus robustes , moins sujettes à avorter , et qu'elles vivent davantage que les autres. Celles qui n'ont point de cornes passent pour être beaucoup meilleures, et plus aisées à familiariser avec les autres troupeaux , que celles qui en ont. On les doit prendre depuis un an jusqu'à cinq, quoiqu'elles portent jusqu'à près de sept ans.

Le bouc doit avoir le corps grand, les jambes grosses, le coup charnu et court, la tête petite, le poil noir , épais et fort doux à la main, les oreilles grandes et pendantes, et la barbe longue et touffue : ceux qui ont des cornes sont moins estimés, et ils passent pour être trop pétulants et dangereux.

Les chèvres ne vivent guère plus de huit ans, et il ne les faut faire porter que depuis deux jusqu'à sept au plus . le bouc doit avoir deux ans , et n'en pas passer quatre ou cinq ; passé cet âge, il n'est plus bon qu'à châtrer et engraisser.

NOURRITURE ET ENTRETIEN DES BOUCS , CHÈVRES ET CHEVREAUX.

Dans les pays où l'on nourrit beaucoup de chévres, il vaut mieux en acheter un troupeau tout entier, que de les choisir séparément , afin qu'elles s'accordent mieux entre elles , et qu'elles ne se quittent point quand elles vont aux champs.

Les chèvres aiment les pays montagneux et nullement les marécages. Le grand chaud leur est nuisible et le froid encore plus : cependant on voit souvent ces bêtes capricieuses dormir au soleil ardent sur la pointe d'un rocher, plutôt qu'elles ne le feraient sur une belle herbe, à l'ombre. Elles veulent être tenues proprement ; l'humidité et la fange leur sont contraires, et le fumier les rend malades ; c'est pourquoi il faut nettoyer leur étable tous les jours , et y mettre toujours de la litière fraîche durant l'hiver : en été, elles couchent bien sans litière et n'en valent que mieux.

La chèvre et le bouc habitent volontiers avec les brebis , on dit même avec le tigre ; mais ils laissent le loup, l'éléphant et l'oiseau qu'on appelle tête-chèvre , fresaie ou orfraie, parce que c'est une espèce de chat-huant d'une figure effrayante, qui vient la nuit téter les chèvres , ce qui leur fait perdre le lait et souvent la vue. La morsure des chèvres est pernicieuse aux arbres, surtout à l'olivier ; il devient stérile pour peu qu'elles le lèchent. On dit que la chèvre devient enragée quand elle mange du basilic, et qu'elle meurt quand elle boit de l'eau où les feuilles de laurier ont trempé quelque temps. Ces animaux marquent aussi de l'aversion pour le pain et les autres aliments sur lesquels on a soufflé, ou auxquels la salive de l'homme a touché : le miel et la vigne leur sont contraires. Je laisse à penser ce qu'il plaira.

L'aiguail, autrement dit la rosée, qui ne vaut rien aux brebis, est fort salutaire aux chèvres ; et, autant qu'on le peut, il faut les mener paître avant qu'elle soit tombée

de dessus les herbes. Au surplus, on les gouvernera
comme les brebis, on les conduira aux champs, et on
les ramènera dans la même saison et aux mêmes heures;
et même, quand on n'a que quelques chèvres ou boucs,
on les mène avec les brebis, et on les traite de même.

Quand on en a un grand troupeau, on doit avoir un
chevrier pour en avoir soin et les conduire. Il est nécessaire qu'il soit agile et robuste, pour les suivre partout,
à travers les montagnes et les broussailles, et les défendre du loup ou autres bêtes dangereuses. Il n'en peut
conduire que cinquante, parce que ce bétail est extrè-
mement indocile.

Jamais chèvre ne mourut de faim, et l'herbe n'est jamais assez courte pour qu'elle ne trouve point à brouter.

En hiver, pendant les pluies, la neige et les frimats,
il ne faut point les sortir de l'étable : on les y nourrit
avec de petites branches de vigne, d'orme, de frêne, de
mûrier, de châtaignier, de noyer, ou autres arbres auxquels les feuilles tiennent, ou bien avec des herbes ou
des choux. On cueille les petites branches et les herbes,
au mois de septembre, on les laisse sécher au soleil, et
on les garde dans un fenil, et sur quelque échafaudage
à couvert de la pluie. Les raves, les navets et les joncs
marins sont encore une nourriture plus aisée, plus substantielle et plus fructueuse pour les chèvres, boucs et
chevreaux. Il n'y a qu'à voir ce que j'en ai dit ci-devant.

Ces animaux ne se nourrissent pas seulement de toutes
sortes d'herbes et de feuilles fraîches ou sèches, ils brou-
tent encore les épines et les ronces, quelque piquantes
qu'elles soient : ils vont les chercher le long des haies,
des buissons et des halliers, dans les bois, sur les rochers
les plus escarpés, sur les montagnes les plus stériles, et
dans les endroits remplis de précipices ; ils y vont légèrement et hardiment, et trouvent de la pâture partout,
sans que jamais aucune herbe les incommode : ils brou-
tent les bois, et surtout les arbres fruitiers, dont ils sont
très-friands, ainsi que des choux et autres légumes. On
les voit encore souvent lécher les murs et les rochers où
il y a du salpêtre, ce qui les rend sains et d'un tempérament différent des autres animaux domestiques ; car les
chèvres se plaisent à reposer sur la terre la plus dure,
sans aucune litière, et souvent comme nous l'avons dit, à

dormir au soleil sur la pointe d'un rocher. Les landes sont leurs véritables pâturages ; et c'est en quoi on tire du profit de ces terres incultes, qui ne sont propres à autres choses. Les chèvres aiment particulièrement à brouter les arbousiers, les alaternes, le cytise sauvage et le petit chêne-vert ; mais la sabine et l'herbe aux puces, ou couyza, leur sont mortelles, de même que les feuilles et le fruit du fusain, à moins qu'un flux de ventre ne les sauve. Le pouliot les fait bêler, et il y a des gens qui disent que, quand une chèvre a mordu et arraché une plante de panicaut ou chardon à cent têtes, tout le reste du troupeau s'arrête à l'examiner avec une espèce d'étonnement, et ne se remet à paître que quand le chévrier a été arracher cette plante à la chèvre qui l'a enlevée. Les chèvres aiment encore les fèves et les figues : le trop de gland les fait avorter.

Quand on veut les rendre abondantes en lait, on les nourrit de l'herbe qu'on appelle quintefeuille ; ou bien, on les mène paître dans les endroits où il y a beaucoup de dictame : au surplus, il n'y a qu'à avoir soin de ne les pas laisser manquer d'eau, de les faire boire soir et matin, et de les tenir chaudement en hiver ; c'est pour cela qu'on met toujours la porte de leur toît du côté du midi.

Quand il fait beau dans cette saison, et qu'il n'y a point de neige sur la terre, on les mène aux champs depuis neuf heures du matin jusqu'au soir, car elles craignent moins le froid médiocre et le serein, que la neige, les vents et les frimats.

En été, on les mène deux fois aux champs, la première dès la pointe du jour, pour leur faire paître la rosée, qui leur fait avoir beaucoup de lait, et qui les met en bon corps : on les ramène sur les neuf heures, pour les enfermer jusqu'à trois, qu'elles retournent paître jusqu'à la nuit. Le chévrier doit toujours empêcher qu'elles ne paissent dans les marécages.

On trait les chèvres deux fois le jour, matin et soir, jusqu'à ce que les froidures fassent tarir leur lait. On commence à les traire, si l'on veut, quinze jours après qu'elles ont chévroté. Ordinairement, elles donnent du lait, comme il est dit ci-devant, pendant quatre ou cinq mois de l'année.

6

AGE DES CHÈVRES

Pour connaître l'âge de ces animaux, on consulte les dents et les nœuds des cornes, qui indiquent les années de la chèvre comme dans les brebis : elle n'a point, comme ce dernier animal, des dents incisives à la mâchoire antérieure, et celles de sa mâchoire postérieure tombent et se renouvellent dans le même ordre.

La chèvre vit ordinairement de dix à douze ans ; quelques-unes excèdent cet âge, mais cela n'est pas commun.

MULTIPLICATION DE L'ESPÈCE.

Les chèvres sont en chaleur depuis le mois de septembre jusqu'à la fin de novembre, et elles portent cinq mois ; en sorte qu'étant saillies dans l'automne, et nourrissant leurs chevreaux environ un mois, ils sont bons à manger vers Pâques : quand on leur donne le bouc dans le mois d'octobre ou de novembre, elles trouvent dans le temps qu'elles chévrotent de quoi avoir du lait en abondance, parce qu'alors les arbres boutonnent, les feuilles des bois et les herbes renaissent, et leur font une bonne et ample nourriture.

Si l'on veut avoir des chevreaux vers Noël, il n'y a qu'à faire saillir les chèvres cinq ou six mois auparavant : mais cela n'est bon que pour avoir de bonne heure des chevreaux à manger ; sans cela, il vaut mieux faire accoupler les chèvres dans le mois de novembre, pour que quand elles chévroteront, elles aient abondance de nouvelles herbes, et par conséquent de lait.

Nous avons dit que la chèvre ne doit point être livrée au bouc avant qu'elle ait deux ans, et que, passé sept, elle n'est plus bonne à porter. Nous avons dit aussi que le bouc n'est bon aux fonctions génitales que pendant trois ans, et qu'il doit avoir un ou deux ans, et n'en pas passer quatre ou cinq ; au moyen de quoi, il peut servir à cent cinquante chèvres pendant deux mois. La chèvre est si lassive, qu'elle s'accouple dès l'âge de sept mois, quand on la laisse faire.

Quand on fait saillir les chèvres, il faut bien nourrir le bouc. Quand il a sailli une fois, on lui donne sept ou huit bouchées de son et de foin à manger ; ensuite on le met en exercice avec la même chèvre : il y en a même qui le font saillir trois fois de suite, afin qu'on soit sûr qu'elle est pleine.

Quand le bouc est fort, et que la chèvre est bonne, elle donne assez souvent deux et même trois chevreaux d'une portée ; cependant elle n'en donne ordinairement qu'un.

La chèvre souffre beaucoup quand elle chévrote ; c'est pourquoi il est nécessaire d'y veiller. Un jour ou deux avant sa délivrance, et dix ou douze jours après, il est bon de la nourrir de foin. Quand elle n'a qu'un an ou deux, on ne doit pas souffrir qu'elle nourrisse son petit ; il faut pour cela qu'elle ait trois ans : si elle n'a pas cet âge, on fera nourrir son chevreau par une autre chèvre ; il n'y en a point qui ne se laisse téter aisément. Il ne faut pas non plus laisser plus d'un chevreau à nourrir à la même chèvre : c'est pourquoi, si elle en a eu plusieurs d'une portée, on ne lui laisse que le plus fort, et on fait nourrir les autres par d'autres chèvres ; c'est le moyen de ménager les mères, d'avoir de forts chevreaux, et de faire par conséquent un bon troupeau.

On nourrit aussi les chevreaux avec du lait qu'on leur donne en abondance ; la semence d'orme, de cytise ou de lierre leur est bonne, de même que les cimes de lentisques et les feuilles tendres. Pour faire avoir du lait aux mères, il n'y a qu'à les nourrir de quintefeuilles, ou les faire paître dans des lieux où il y a beaucoup de dictame ; ou bien les nourrir de raves, navets et de sainfoin, comme nous l'avons dit ci-dessus. Au reste, on élève les chevreaux comme les agneaux, et il faut y employer les mêmes soins.

CASTRATION DU CHEVREAU.

On châtre les chevreaux à l'âge de six à sept mois, et cette opération se fait de la même manière que la castration du veau (voyez *Veau*).

PRODUITS DU BOUC, DE LA CHÈVRE ET DU CHEVREAU.

Ces produits sont plus considérables qu'on ne croit : leur chair, leur lait, leur graisse, leurs peaux, leur poil, et les petits qui en proviennent et qu'on appelle chevreaux ou cabris, en sont les principaux articles ; et les chèvres sont d'une si médiocre dépense, qu'on ne leur donne jamais de foin que lorsqu'elles font leurs petits. Dans les autres temps, on a toujours à la campagne de quoi les nourrir sans qu'il en coûte.

Le chevreau vient à peu près comme l'agneau, quand les oiseaux s'apparient et que les grosses bêtes sont en rut. Outre la rareté de bonnes viandes dans cette saison, la chair de chevreau est fort bonne, tendre et délicate, pourvu qu'il n'ait pas passé six mois : c'est pourquoi, quand on est en lieu de débit, on trouve assez son compte à s'en défaire jeunes aux particuliers ou aux rôtisseurs, qui les vendent par quartiers, et qui les font souvent passer pour agneaux. Il y a pourtant plus de profit à les élever, soit pour garnir le troupeau, ou pour tirer de l'argent du lait des femelles, de la peau des mâles, et de la chair des uns et des autres, comme nous le dirons ci-après. La chair des boucs et celle des chèvres, surtout quand ces bêtes sont grasses, sert aussi parmi les aliments, particulièrement quand elles sont jeunes, quoique cette chair soit un peu dure et difficile à digérer ; mais il faut que le bouc ait été châtré. On sale de toutes ces chairs pour la provision de là maison.

MALADIES DES CHÈVRES.

Les maladies de la chèvre sont les mêmes que celles de la brebis, et on les traite de la même manière. Il y a, en outre, trois maladies qui leur sont particulières : ce sont l'enflure, le mal-sec et l'hydropisie.

ENFLURE.

L'enflure vient aux chèvres après qu'elles ont che
vroté : la matrice leur enfle souvent, ou à cause des
grandes douleurs qu'elles ont souffertes en chevrotant;
ou parce que l'arrière-faix n'est pas bien venu, ce qui
leur cause un grand désordre. Pour le calmer, on leur
fait avaler un verre de bon vin rouge. ou trois demi-
setiers de vin doux cuit.

MAL-SEC.

Le mal-sec se connaît quand elles ont les mamelles
tellement desséchées, qu'il n'y a plus la moindre goutte
de lait : ce mal leur vient des grandes chaleurs. On le
guérit en les menant tous les jours paître à la rosée, et
en leur frottant les mamelles avec du lait bien gras, ou
pour mieux faire, avec la crème. Au lieu de les mener
paître, bien des gens les tiennent enfermées à l'étable,
et les y nourrissent de feuilles de vigne ou d'herbes les
plus tendres.

HYDROPISIE.

L'hydropisie vient aux chèvres pour avoir bu trop
d'eau. Pour les en guérir, avant qu'elle soit formée, il
faut leur faire une ponction au-dessous de l'épaule, afin
de leur faire écouler par-là tout l'amas d'eau qui leur
enfle le ventre : on met sur la ponction une emplâtre
faite de poix de Bourgogne et de sain-doux, pour guérir la plaie.

tement. Il est donc à la fois facile, peu coûteux et très-convenable de l'envoyer paître dans les bois, au temps de la maturité du gland et de la châtaigne. Au retour, on leur donne à boire de l'eau tiède, mêlée d'un peu de farine. Si la disposition des lieux est telle qu'on ne puisse pas envoyer le cochon au bois, on l'engraissera avec des choux bouillis, des raves, du petit-lait. Après huit jours d'engrais, on l'enferme dans son étable, et on lui donne deux fois par jour du son bouilli dans de l'eau ou de l'orge, et huit autres jours après, on supprime l'orge en augmentant le son. D'après la première méthode, le cochon engraisse en un an; d'après la seconde, il ne faut que deux mois pour l'engraisser convenablement.

MULTIPLICATION DE L'ESPÈCE.

On connaît que la truie est en chaleur, quand on la voit souvent se vautrer dans la boue ; mais il ne faut pas la lâcher au mâle, qu'elle n'est un an.

La bonne saison de la faire *souer*, c'est-à-dire, de lui donner le mâle, est en février, mars et avril, afin que, comme la truie cochonne dans son cinquième mois, les petits, naissant en juin, juillet et août, soient assez forts pour résister à l'hiver suivant. La méthode de ceux qui font souer leurs truies plus tard, comme en mai et juin, et qui ont, par conséquent, des petits en septembre et octobre, est très-mauvaise, parce que les petits cochons tardifs ne se fortifient point durant les froidures; souvent même ils y périssent, ou ils ne viennent jamais si beaux que ceux qui sont assez forts pour résister à la rigueur de la saison.

Le meilleur est de faire souer les truies à la fin de février, afin que, les petits venant dans le temps de la moisson, les mères trouvent abondance de grains et d'herbages, et que leurs petits et elles profitent de la glandée qui vient ensuite : par-là, on a des cochons beaux et forts, dès la première année.

Ceux qui viennent au mois de mai sont encore fort bons, à cause de l'abondance des pâturages ; mais il est nécessaire de donner de plus un peu de grain aux truies,

pour qu'elles fournissent mieux à la nourriture de leurs
petits. S'il en vient pourtant en hiver, il faudra les tenir bien chaudement dans leur toit, et ne point épargner
aux mères le son, le grain, le gland et autres nourritures.

Aussitôt que les truies sont pleines, il faut en séparer
les verrats, et les laisser avec elles le moins qu'on pourra,
soit aux champs, soit à la maison, de peur qu'ils ne les
mordent et ne les fassent avorter : on doit surtout avoir
bien soin qu'ils n'approchent pas des truies quand elles
cochonnent , parce que souvent ils mangent les nouveaux nés.

La truie elle-même mange quelquefois ses petits :
c'est pourquoi, il faut qu'elle ait toujours bonne et ample
nourriture , sur-tout beaucoup de son, d'eau tiède et
d'herbes fraîches. Elle est aussi fort sujette à manger
son arrière-faix par gourmandise : le porcher doit y
veiller et la bien nourrir.

Une truie donne à chaque ventrée autant de cochons
qu'elle a de tétins : si elle en donne moins , c'est une
marque qu'elle n'est point féconde. On ne doit lui laisser que huit ou neuf petits à nourrir, afin qu'elle les élève mieux, et qu'elle dure elle-même plus long-temps.
(Les autres seront portés au marché, au bout de quinze
jours ou trois semaines au plus). On gardera les mâles
par préférence aux femelles, parce qu'ils sont toujours
meilleurs à nourrir : on ne conserve tout au plus qu'une
femelle sur quatre mâles, et on ne les sèvre qu'à deux
mois. Dans les villages éloignés, où le profit des cochons
consiste à élever de grands troupeaux , on renforce la
nourriture des mères, pour qu'elles puissent nourrir
davantage de petits.

Trois semaines après que les cochons sont nés, on
commence à les mener paître aux champs, et, soir et
matin, on leur donne de l'eau blanchie avec du son :
on continue ainsi jusqu'à ce qu'ils aient deux mois, qui
est le temps de les sevrer; alors on trie ceux qu'on veut
garder, et on vend le reste.

Les cochons étant sevrés, comme on n'en a pas une
si grande quantité , on leur donne une nourriture un
peu plus ample, et, au lieu d'eau simple , on leur fait
boire, soir et matin, du petit-lait mêlé avec du son . un

peu plus que quand on en avait beaucoup à nourrir.
Faute de petit-lait, on se sert de lavures de vaisselle :
en hiver, on les leur fait tiédir sur le feu , puis on les
leur jette dans leur auge, avec un peu de son et quelques fruits pourris, ou bien quelques grosses raves ou
navets hachés. On les nourrit ainsi jusqu'au mois d'avril,
que les herbes commencent à pousser : alors on les
envoie tous aux champs avec les brebis ou les vaches ;
car ils coûteraient trop à nourrir, et ne viendraient pas
si beaux si on voulait les élever sans pâture. L'été se
passe ainsi à paître , et l'automne étant venu , on les
engraisse; c'est la saison de le faire.

CASTRATION DES COCHONS.

Il faut châtrer les cochons pour les engraisser, et
pour qu'ils soient de meilleur goût : ils doivent avoir six
mois quand on les châtre. En les châtrant plus jeunes ,
la chair en est plus délicate , et c'est pourquoi bien des
gens les châtrent à quatre mois , mais ils n'en deviennent pas si beaux. Il y en a qui attendent qu'ils aient
un an; mais, plus on attend, plus ils durcissent, et plus
ils sont hors d'état de prendre une bonne graisse.

Les cochons se châtrent de la même manière que les
agneaux, les chevreaux et les veaux.

DEVOIRS DU PORCHER.

Le porcher doit veiller attentivement à l'entretien et
à la nourriture de ses bestiaux , en quelque état qu'ils
se trouvent : il en saura le nombre, connaîtra les jeunes
et les vieux, aura soin particulièrement des truies pleines, pour les enfermer et les faire cochonner heureusement : il marquera le nombre de cochons qu'elles
auront faits, distinguera les mâles et les femelles, empêchera qu'ils n'aillent téter d'autre que leur mère ;
car ils sont fort sujets à se mêler hors de leur toit, et à
aller téter la première venue des truies qui se laissera
faire : c'est pourquoi, il est bon que le porcher mette à

part chaque truie et ses petits , et qu'il les marque sur
le nez ou ailleurs avec de la poix ou de la craie , d'une
même marque, pour qu'il puisse les reconnaître , et il
rafraîchira cette marque de temps en temps

PRODUITS DU COCHON.

L'élevage des cochons est d'autant plus productif ,
que , comme nous l'avons dit , la truie porte deux fois
par an , et donne, à chaque fois, jusqu'à dix , et même
jusqu'à quinze cochons
La chair du cochon, qui, sous la main habile de nos
charcutiers se métamorphose en une foule de mets délicieux , même sans assaisonnement, est très agréable et très-nourrissante; le cochon de lait rôti est souvent
la pièce la plus importante d'un banquet splendide. On
mange le porc frais et salé , et le salé est plus sain. La
chair des truies n'est pas si agréable que celle du cochon.
La chair, la graisse ou le lard, les langues de cochon ,
soit fumées ou fourrées , ses pieds , qu'on appelle des
bas de soie, ses intestins, ses viscères et ses autres parties, sont toutes en usage parmi les aliments. La panne ,
le vieux lard, la fiente et le fiel de cochon, ont tous des
propriétés particulières; enfin cet animal est l'un des
plus productifs que l'on puisse élever dans une ferme ,
où il trouve ordinairement une nourriture abondante qui
ne coûte presque rien.

MALADIES DU COCHON.

On connaît qu'un porc est malade , quand il penche
l'oreille, qu'il est plus paresseux et plus pesant que de
coutume, ou qu'il est dégoûté quelquefois aussi, quoique malade, il ne donne aucun de ces signes. Quand on
le voit diminuer peu à peu, il faut lui arracher à contre-
poil une poignée de soie sur le dos : si la racine en paraît
nette et blanche, c'est bon signe; mais si on y voit quelque marque sanglante ou noirâtre, le cochon est malade.

AVIVES.

On reconnaît que le cochon a des apostèmes aux avives, quand il tremble, qu'il fait le gros dos , et qu'il mange moins que de coutume. Pour reconnaître où est l'avive de chaque côté, on penche l'oreille du cochon sur le cou , et là où tombe la pointe est l'avive. Il faut les ouvrir avec un bistouri, en faire sortir l'humeur et le gravier, et panser la plaie chaque jour avec du sel et du sain-doux.

CATARRHE.

Il suffit ordinairement , pour guérir ce mal, de saigner le cochon sous la langue , et de frotter le mal avec du sel et de la farine de froment.

Employer le même remède, quand vous verrez qu'un cochon a les glandes du cou enflées , ou le cou plein de tumeurs qui ne viennent que d'une abondance d'humeurs grossières qui n'ont point de mouvement. On peut encore faire saigner le cochon aux épaules , et lui frotter tout le cou et le grouin de sel et de farine, ou bien lui faire avaler avec une corne six onces de garum.

CONTUSIONS.

Les contusions sont des enflures douloureuses causées par des coups violents qui font que le sang s'extravase, et que les nerfs sont quelquefois blessés.

Les contusions se guérissent avec une espèce d'onguent, composé de trois onces de savon, quatre onces de sain-doux et quatre onces de tartres bouillis dans de l'eau-de-vie. On frotte avec cet onguent la partie malade, jusqu'à ce que l'enflure soit dissipée.

DÉGOUT.

Le dégoût qui se manifeste chez le cochon, est la suite de l'indigestion et se traite de même (voyez *Indigestion*).

ECHAUFFEMENT.

La sécheresse est la cause ordinaire de cette maladie, qui se manifeste par deux boutons blancs qui surviennent entre les dents de la mâchoire inférieure. Dès que ces boutons paraissent, le cochon cesse de manger. Il faut couper ces boutons jusqu'à ce qu'ils saignent, et couper aussi la fève des deux côtés : puis avec un linge mouillé d'eau salée, on frottent la place des boutons. On lave à plusieurs reprises la gueule de l'animal, en y jetant de l'eau pure. Cette opération terminée, on pourra donner à manger au malade.

ENFLURES.

Les enflures proviennent ordinairement de coups et meurtrissures (voyez *Contusions*).

FIÉVRE

On juge que le cochon a la fièvre, quand on le voit baisser la tête, la porter de travers, courir dans les champs, ensuite s'arrêter tout court, et tomber étourdi. Il faut alors prendre garde de quel côté il penche la tête, pour le saigner à l'oreille opposée, et ne lui donner à manger que des choses qui puissent le rafraîchir. On saigne aussi les cochons à une veine qu'ils ont en dessous de la queue, à deux doigts des fesses : pour ne point manquer cette veine, on en bat l'endroit avec un morceau de sarment, afin de la faire enfler. Quand on en a tiré assez de sang, on y fait une ligature avec de l'osier ou de la grosse ficelle ; on tient le cochon enfermé deux ou trois jours, jusqu'à ce que la fièvre soit guérie, et on le nourrit avec de l'eau tiède, mêlée de deux livres de farine d'orge.

GALE.

Il faut frotter rudement et à contre-poil le cochon galeux avec de la lessive très-forte, et le faire baigner ensuite dans de l'eau claire. Si ce remède ne suffit pas, frottez le malade avec de l'urine et de la fleur de soufre.

GOURME.

On nomme gourme des apostèmes qui viennent aux cuisses du cochon. Le remède est le même que pour les apostèmes des avives (voyez *Avives*).

INDIGESTION.

La gourmandise des cochons les rend sujets au vomissement et à l'indigestion, et souvent les mauvaises herbes leur causent le dégoût; le vomissement leur vient de réplétion, et l'indigestion est causée par la dureté ou la crudité de leur nourriture.

Pour guérir le simple vomissement, ratissez de l'ivraie, mêlez en les ratissures avec du sel que vous aurez bien fait sécher, et de la farine de fèves, et donnez le tout au cochon, avant qu'il aille aux champs.

Et pour guérir l'indigestion ou le dégoût, tenez le cochon enfermé dans son toit, afin de lui faire faire diète pendant vingt heures; ensuite donnez - lui beaucoup d'eau tiède, dans laquelle vous aurez laissé infuser pendant quinze ou vingt heures des racines de concombre sauvage bien pilées. Il est bon de donner de temps en temps de ce breuvage aux cochons; il les préserve des maladies contagieuses auxquels ils sont sujets.

Les douleurs de rate les prennent aussi, à cause du trop de fruits qu'ils mangent pendant les grandes chaleurs. On les en guérit, en leur faisant boire de l'eau où l'on aura laissé macérer du bois de romarin; il a la vertu de dissiper les crudités et les enflures intérieures.

LÈPRE OU LADRERIE.

Quand cette maladie commence, elle rend le porc pesant et endormi; ensuite sa langue, qu'on lui fait tirer avec un bâton, son palais et sa gorge, se chargent de petites pustules noirâtres; les taches gagnent la tête, le cou et tout le corps; le cochon se porte à peine sur ses pieds de derrière, et la racine de sa soie est toute sanglante.

Cette maladie est difficile à guérir : tout ce qu'on y peut faire, c'est de mettre le porc ladre dans un toit à part, le nettoyer tous les jours soigneusement, et lui donner tous les jours bonne et fraîche litière; ensuite on le saigne sous la queue, on le baigne souvent en eau claire, et on le laisse long-temps se promener. Il ne faut point lui épargner l'eau ni la mangeaille, et sa nourriture doit être de marc de vin mêlé avec du son et de l'eau.

La ladrerie ne se connaît pas toujours à la langue, car souvent il n'y a que peu ou point de grains; et cependant quand on vient à ouvrir le cochon et à le mettre en pièces, on en trouve toute la chair chargée : en ce cas, elle est malsaine.

MAL DE RATE.

Voyez *Indigestion.*

PLAIES.

Les plaies du cochon se pansent avec du sain-doux mêlé de sel et de lierre terrestre pilé; le sel surtout doit dominer. Lorsque la plaie commence à se guérir, sans qu'il se forme de pus, on la couvre de tartre, également mêlé de sel.

SERREMENT DES DENTS.

On nomme serrement des dents le gonflement des al-véoles, qui empêche les cochons de manger. Dans ce cas, qui est peu grave, il suffira de donner quelques poignées de pois crus à l'animal.

SOIES.

On nomme soies une touffe de poils qui surgit au-dehors du cou, vis-à-vis le gosier, et qui correspond à une autre touffe qui traverse les chairs, va jusqu'au gosier, et empêche l'animal de manger. Pour extirper cette touffe, on passe en dessous une aiguille enfilée de fil, on soulève les soies et on coupe tout autour avec un bistouri ; puis on gratte dans la plaie jusqu'à ce que l'on ait découvert la touffe intérieure que l'on enlève aisé-ment. La plaie se panse ensuite avec du sain-doux et du sel, et ce pansement se répète chaque jour, jus-qu'à la guérison.

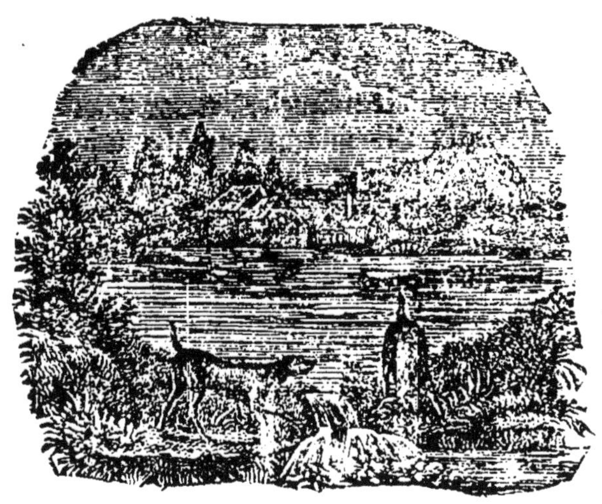

DES CHIENS.

*

CHIEN DE GARDE OU DE BASSE-COUR.

Les chiens de basse-cour doivent être de grande corpulence, avoir le corps ramassé en quarré, plutôt court que long, la tête grande et grosse, en sorte qu'elle semble être la plus grande partie du corps du chien ; la chair approchant de celle de l'homme, la gueule grande et fendue, les lèvres grosses et avalées, le cou court et gros, les oreilles grandes et pendantes, les yeux noirs, assurés, ardents et étincelants, la poitrine large et velue, les épaules larges, les jambes grosses et velues, la queue courte et grosse, (c'est un signe de force, au lieu que la queue longue et déliée est une marque de vitesse), les pattes, les ongles grands, l'aboi gros , haut, et qu'il soit noir, pour être moins aperçu, médiocrement cruel , et surtout vigilant, de bonne guette, non vagabond , et plus posé qu'actif.

On les nourrit de pain-bis, d'avoine ou de seigle, de farine d'orge et de petit-lait, le brouet tiède, de fèves cuites, *etc.* On ne doit point les laisser accoupler avant un an, ni passé dix : il faut même ôter à la chienne sa première portée : elle n'est jamais bonne , et elle ne sert qu'à fatiguer la mère, ou l'empêcher de se fortifier. On ne doit lâcher qu'à six mois les jeunes chiens, afin qu'ils en soient plus forts et moins exposés à se donner quelques tours de reins.

CHIEN DE BERGER.

Les chiens de berger, pour bien défendre le troupeau, tant le jour que la nuit , doivent être armés d'un bon collier garni de pointes de clous. On les choisit vifs et hardis , de l'âge d'un an et de grosse taille , forts velus, les yeux et les narines noirs , les lèvres d'un rouge obscur, les dents aigues, la tête et les oreilles grandes, plates et penchantes, le front et le cou gros , les jambes grandes, les doigts bien partagés et larges d'entre-deux, les ongles durs et courts, la queue grosse et tout le corps bien formé, la voix grosse et tonnante, une grande gueule de couleur fauve et blanc, pour qu'on les distingue, même entre chien et loup. Les chiens qu'on exerce quelquefois à la chasse ne valent rien pour garder les brebis, parce qu'ils n'ont l'instinct qu'à chasser, et négligent le troupeau. Il faut toujours donner à manger aux chiens de berger, parmi le troupeau même , soit aux champs ou à la maison : on les nourrit de gros pain , quelquefois on leur jette des os à ronger pour leur affermir les dents, leur faire bonne gueule, et les rendre plus méchants ; mais surtout il ne faut point leur donner à manger de chair de brebis ou du mouton, de peur qu'ils n'y prennent goût et ne les tuent, ou s'acharnent sur ces bêtes ; défaut dont il est difficile de corriger les chiens. On doit les instruire à ramener les brebis égarées, et à obéir promptement à la voix du maître ; souvent on choisit pour cela des gros mâtins ou des dogues ; et il n'y a qu'à les bien nourrir pour que le troupeau soit bien gardé.

Lorsque les chiennes ont mis bas, on ne leur laisse de petits qu'autant qu'elles en peuvent nourrir grassement, et on les met avec leur mère sur la dure, pour les accoutumer à la fatigue à mesure qu'ils grandissent. On les habitue peu à peu au collier, à la laisse, et enfin au collier garni de fer. Il est bon que le berger les excite quelquefois à se battre, mais sans permettre que le plus faible soit tout-à-fait vaincu, de peur qu'il ne se rebutte et ne devienne mou et lâche.

MALADIES DES CHIENS

Indépendamment de la maladie dite *des chiens*, qui attaque ordinairement ces animaux et est très-souvent incurable, ces animaux sont exposés à quelques autres maladies principales, qui sont la gale, le tiquet, la rétention d'urine, les tranchées et la rage.

La maladie dite *des chiens* est presque toujours incurable. Cependant il y a quelques exemples de guérison, obtenus en faisant avaler aux chiens une pâte composée de fleur de soufre et d'eau, et des pilules de tabac en poudre mouillé d'eau. On prévient facilement cette maladie, en nourrissant le jeune chien de soupe au lait très-salé, et en lui donnant pour boisson une décoction de chicorée, jusqu'à ce qu'il ait fait sa dentition.

Pour guérir la gale, il suffit de frotter le chien avec de l'huile mélangée de tabac en poudre, et de le purger ensuite avec une décoction de fumeterre, dans laquelle on aura mis un peu de sel de nitre et de fleur de soufre.

La rage est plus commune chez le chien que chez les autres animaux : il n'y a point d'autre moyen pour la guérir, que de scarifier et cautériser la plaie profondément. Mais ce remède est le plus souvent inutile ; et le plus sage est de scarifier le chien qui aura été mordu d'un animal enragé. Le manque d'eau, pendant les grandes chaleurs et pendant les grandes gelées , suffit quelquefois pour rendre le chien enragé. Dans ce cas, au premier symptôme d'hydrophobie , il faut tuer l'animal , qui pourrait causer de grands malheurs.

Pour les tranchées , il suffit de faire boire au chien du lait chaud , mêlé d'une décoction de mauves.

La rétention d'urine se guérit au moyen d'une boisson composée de sureau, de rue et de sabine , infusés dans de l'eau , et de petit-lait mêlé d'un peu de sel de nitre.

Le tiquet est un insecte qui se loge dans la peau du chien , fait naître des pustules et cause à l'animal des démangeaisons intolérables. Il faut baigner souvent l'animal , et frotter les pustules avec du sain-doux et du sel.

Les blessures se pansent avec du vin et du beurre frais.

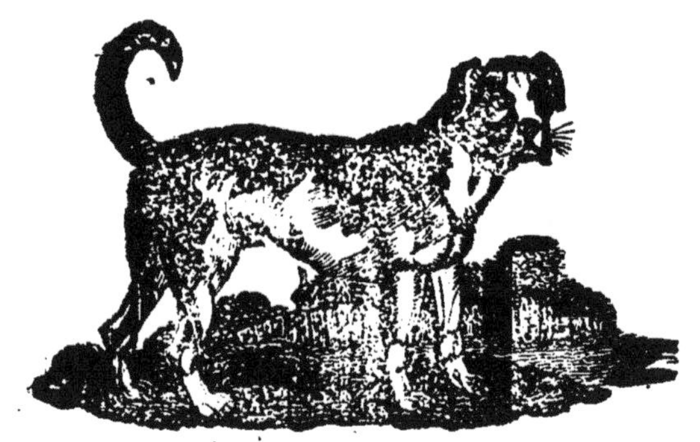

TROISIEME PARTIE.

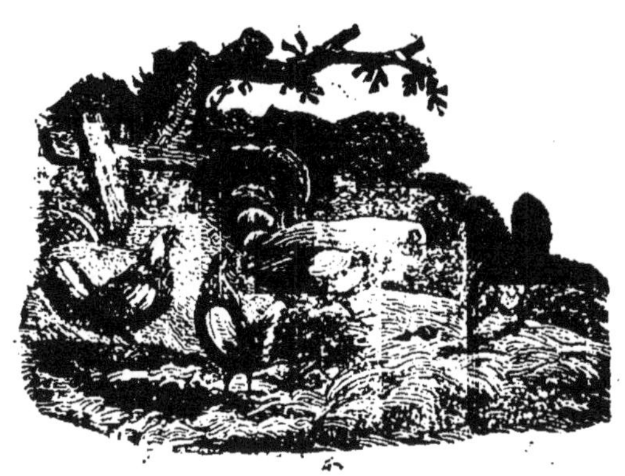

BASSE-COUR.

*

CONSTRUCTION DU POULAILLER ET DU COLOMBIER.

Le *poulailler* ne sera point mal auprès des toits à porcs. On le fera quarré, plus long que large, surtout, qu'on prenne garde qu'il ne soit pas trop exposé aux grands froids ni aux chaleurs excessives; car ces deux extrémités incommodent beaucoup la volaille : c'est pourquoi on tourne ordinairement la porte et les petites fenêtres du poulailler à l'orient. Il faut que le poulailler ait de bonnes murailles, bien maçonnées et blanchies dehors et dans l'intérieur; que le plancher en soit ferme et épais, s'il n'est ooint voûté, afin que les ammaux qui leur nuisent, comme les belettes et les fouines, n'y puissent entrer. Le poulailler est assez souvent accompagné, à chaque côté, de deux autres plus petits qui se communiquent : il y aura à chacun une petite fenêtre, garnie d'un treillis de fer, suffisant pour donner du jour à la volaille, sans pourtant que les bêtes ennemies y puissent entrer : le dedans sera garni de perches pour jucher la volaille, qui gagnerait la goutte si elle reposait dans son ordure, et pour que les poules abordent mieux à leurs nids ; autrement, il est à craindre qu'en y allant de plein vol, elles ne cassent leurs œufs, et ne tuent leurs petits. Par la même raison, sous chaque ouverture du poulailler, sera dressée en dehors une petite échelle, pour aider aux poules à monter pour s'y aller coucher, pour y aller pondre dans des paniers faits exprès, qui seront attachés à la muraille, et dans lesquels il y aura du foin pour les échauffer. Quelques-uns pratiquent ces nids dans les murs mêmes, quand ils sont de bon moellon : la porte sera toujours fermée, même à la clef, de crainte que quelques-uns ne s'avisent d'y prendre les œufs, ou que quelque chien n'aille les manger. Il serait bon encore que, dans le voisinage du poulailler, il y eût quelques arbres, dont l'ombrage garentît les poules des grandes chaleurs de l'été.

On met auprès de ce poulailler un certain *fumier*, qui se fait exprès pour cette volaille : voici comment. On prend une grande quantité de terreau, dont on remplit un trou creusé exprès en pente, pour que l'eau n'y croupisse point : on l'arrose de sang de bœuf sur lequel on épanche un peu d'avoine, puis avec un rateau on laboure le tout pêle-mêle. Ce grain répandu germe peu de temps après, et le sang corrompu par la chaleur, produit une grande quantité de vers et d'herbes qui ont une vertu particulière pour engraisser la volaille et la rendre délicate ; mais il faut avoir soin, quand on

·ommence à faire ce fumier, que les poules n'y aillent
\as gratter, car elles mangeraient l'avoine, et rien ne
·èverait.

La *loge des poules d'inde* se met contre le poulailler;
l n'y a point tant de mesures à prendre, car elles n'ont
qu'un certain temps pour pondre : il n'est pas besoin de
paniers pour cela, elles font leur ponte à terre; et,
pour tout jour à cette loge, la porte suffit. Il n'y faut
que des perches mises en travers, un peu plus fortes que
·elles du poulailler, pour les y faire jucher; encore ce
·oin ne dure-t-il pas long-temps, car les poulets et pou-
·es d'inde, quand ils sont grands, aiment mieux cou-
·her à l'air, même en hiver, que d'être renfermés; ils
·engraissent bien mieux.

Quant aux *oies*, et aux *canes*, on leur dressera un
·petit toit en quelque endroit perdu de la basse-cour, qui
·sera sans façon, et seulement pour les garantir des bêtes
·qui ont coutume de leur faire la guerre; car, au reste,
·ils ne craignent point l'humidité de la fiente.

Le *colombier* est une des pièces de la maison de cam-
·pagne qui rapporte le plus de profit. Pour le bâtir, on
·cherche d'abord un lieu qui lui convienne le mieux : on
le place au milieu de la basse-cour, ou bien à quelque
·coin. On l'éloigne, autant qu'on peut, de la maison, à
·cause du bruit et de la mauvaise odeur des pigeons, qui
·d'ailleurs n'aiment point à être troublés par les allants et
·venants. Comme ils sont fort timides, il faut aussi les éloi-
·gner des arbres et des chutes d'eau. Il faut observer
·encore de placer le colombier un peu loin de toute sorte
·de pièces d'eau, afin que celle que les pigeons y vont
·chercher, pour eux et leur petits, ait le temps de s'é-
·chauffer en chemin dans leur bec, et de couler douce-
·ment dans leur estomac, ce qui la rend plus saine.

On fait le colombier aussi grand qu'on le juge à pro-
·pos, et on proportionne la profondeur, l'épaisseur et la
·hauteur des fondements et des murs à l'étendue de la
·pièce : on donne ordinairement aux fondements la sixiè-
·me partie de sa hauteur, et le double de l'épaisseur du
·mur. On fait chaque mur plus haut d'un quart que le
·colombier n'est large; et il a, pour l'ordinaire, trois ou
quatre toises de diamètre dans un œuvre.

On en fait de carrés et de ronds : ceux-ci sont plus

commodes, en ce que, par une échelle tournante sur un
pivot, on peut aisément visiter tout le dedans, et s'approcher des nids, sans s'y appuyer pour y prendre les
pigeonneaux, l'échelle y faisant un effet qu'elle ne ferait
pas dans un colombier carré. Le plancher doit être bien
joint, de manière que les vents et les rats ne puissent
entrer : la couverture doit être aussi bien faite, pour les
mêmes raisons. Il faut que le colombier soit élevé sur de
bons fondements, que l'aire en soit bonne, bien battue
et beaucoup cimentée, parce que la fiente des pigeons
mine beaucoup. On doit enduire le colombier de bon
mortier, et le blanchir dedans et dehors; car cette couleur plaît fort aux pigeons, et même les y attire. Les fenêtres ou ouvertures doivent regarder le midi, parce
que les pigeons aiment à sentir le soleil à plomb, et principalement en hiver.

Un colombier a ordinairement deux ceintures en dehors, ou de pierres de taille, ou de plâtre, dont une rè-
gne au milieu du colombier, et l'autre au-dessous de la
fenètre. Ces deux ceintures sont pour reposer les pigeons
lorsqu'ils reviennent de la campagne.

La fenètre du colombier doit être accompagnée d'une
coulisse, un peu plus haute et plus large que la fenêtre
même : on la garnit de fer-blanc, et on l'attache bien
contre le mur, pour empêcher que les rats n'y puissent
entrer. Il faut que cette coulisse se hausse et se baisse soir
et matin, par le moyen d'un cordeau, passé dans une
poulie, qui sera attachée au-dessus de la fenêtre : ce cordeau descendra jusqu'en bas, en sorte qu'on puisse y atteindre sans peine pour le faire agir.

La porte du colombier doit regarder la maison, afin
que de là on puisse voir ceux qui entrent ou sortent. On
garnit le dedans de nids, autrement appelés boulins : ces
nids sont attachés au mur, ou enclavés dans les murs
mêmes. Il y en a de plusieurs façons : les uns sont ronds,
et les autres carrés. Les premiers se font avec deux fai-
tières mises l'une sur l'autre, ou bien ce sont des pots de
terre faits exprès, et on ne fait que les attacher au mur
les autres se font de terre ou torchis, de plâtre, de bri-
ques, ou même de pierres. De quelque manière que
soient les nids, il faut toujours qu'ils soient plus grands
que petits, afin que le mâle et la femelle puissent s'y tenir

debout. On observera que le premier rang des nids, par le bas, doit toujours être élevé de terre de quatre pieds, et faire en sorte que la muraille de dessous soit toujours bien unie, afin que les rats n'y puissent point monter. Le nombre de ces nids n'est point limité : on peut en faire tant que le colombier en peut contenir. Il faut les placer les uns sur les autres, plutôt en losange qu'en échiquier, afin qu'y ayant moins de nids sur la même ligne, les pigeons des nids inférieurs soient moins incommodés de la fiente de ceux qui sont au-dessus. On ne doit point élever les nids plus haut qu'à trois pieds du faîte du colombier, et il faut couvrir le dernier rang d'une planche large d'un pied, mise en pente, dans la crainte que les rats n'y descendent de la couverture.

Il faut mettre au-devant de chaque nid une petite pierre plate, qui avance de trois ou quatre doigts en-deçà du nid, pour reposer les pigeons, lorsqu'ils entrent ou sortent, ou que le mauvais temps les oblige de rester.

Bien des gens se servent de paniers d'osier, qu'ils attachent à la muraille : on peut aisément les nettoyer ; mais ils ne sont pas si propres ni si estimés que les boulins.

On fait ordinairement le colombier tout d'une pièce, depuis le haut jusqu'en bas : il en est bien plus beau et plus spacieux, ce que le pigeons aiment assez.

Il faut tenir les colombiers bien clos et bien unis au dehors, pour empêcher les belettes d'y entrer. On y met ordinairement, aux piliers des coins et dans le milieu de leur hauteur, une ceinture de feuilles de fer-blanc, afin que les bêtes ennemies n'y puissent pas monter.

DEVOIRS DE LA FILLE DE BASSE-COUR.

Une bonne fille de basse-cour doit être propre, vigilante, adroite, douce et patiente. Elle doit venir souvent au milieu des animaux qui lui sont confiés, afin de s'en faire reconnaître et aimer, d'étudier leurs mœurs, d'apprivoiser les farouches, en leur donnant à manger dans la main, en leur parlant doucement et en les caressant. Elle doit veiller à ce qu'ils ne se battent pas, et interposer son autorité en cas de querelle. Autant que possible, la fille de basse-cour ne doit pas souffrir qu'une personne entre, qu'elle pénètre dans le poulailler, cela ayant l'inconvénient d'effaroucher les poules et de déranger celles qui pondent ou qui couvent. Elle devra leur distribuer leur nourriture tous les jours aux mêmes heures, ouvrir le poulailler de grand matin, et le fermer avec soin le soir, dès que les poules y sont entrées. A cet effet, elle devra connaître le nombre des individus, et les compter avec soin. Il sera indispensable qu'elle s'assure souvent si la maçonnerie du poulailler est en bon état, et si quelque trou, ou quelque dégradation ne pourraient pas donner passage aux animaux malfaisants, tels que la fouine, le renard, *etc.*

Quand il s'agira de réformer un coq et de le remplacer, il faudra qu'elle lie les pattes du remplaçant, et qu'elle le présente ainsi à plusieurs reprises aux poules et autres coqs, en empêchant ces derniers de le battre. Ce n'est qu'au bout de plusieurs jours que le nouveau venu peut vivre en bonne intelligence avec le reste de la peuplade.

CHOIX DU COQ ET DE LA POULE.

Pour réussir à élever des poules, il faut en savoir faire le choix. On estime que celles de moyenne grandeur et noires ont la chair plus délicate et pondent davantage. Les blanches sont aussi plus en danger d'être prises par les oiseaux ou autres animaux de proie parce que le plumage blanc frappe plus que toute autre couleur.

Les poules qui ont la tête grande, la crête pendante et rouge, les jambes et les pieds jaunes, et l'œil éveillé, passent encore pour bonnes et fécondes ; au lieu que celles qui ont les ergots haut montés pondent beaucoup moins, et sont sujettes à casser leurs œufs, lorsqu'on les met couver, par l'impatience naturelle qu'elles ont de quitter leurs nids.

Il y a des poules naines dont les naturalistes font beaucoup de cas, à cause de la fécondité de leurs pontes. On en nourrit quantité dans la Bretagne ; elles ont la chair fort délicate. Ces poules vont toujours sautant, au lieu que les autres marchent.

Les poules qui aiment à se battre sont celles qui sont les moins estimées, soit parce qu'elles donnent peu d'œufs, soit parce qu'elles couvent rarement; encore sont-elles si impatientes alors, qu'elles laissent souvent leur couvée imparfaite ou cassent leurs œufs. On fait le même jugement de celles qui ont cinq ergots comme les coqs.

Les poules trop grasses pondent peu. Pour leur faire perdre le trop de graisse, on mêle dans leur nourriture de la poudre de brique, et de la craie dans leur eau.

On voit des poules frisées, de manière qu'on dirait qu'au lieu de plumes elles seraient couvertes de laine : elles sont de grands profits dans une basse-cour ; mais les poussins qui en viennent meurent du moindre froid qu'ils sentent ; c'est ce qui en fait la rareté.

Les poules sont fort différentes, suivant les endroits d'où elles viennent, et les aliments dont on les nourrit. Celles de Caux sont des plus estimées pour la délicatesse de leur goût. Il s'en trouve à Padoue, qui sont bien plus grosses et bien plus grandes que celles des autres pays. On en voit en Turquie d'un plumage trèsbeau et très-varié.

Les jeunes poules commencent à pondre dès le mois de février, quand il est modéré, et produisent beaucoup plus d'œufs que les vieilles; mais aussi les vieilles valent mieux pour couver. Comme une jeune poule fait bien plus de profit par ses pontes, dès qu'on connaît par son gloussement qu'elle a envie de couver, on l'empêche.

A l'égard de la grosseur des œufs, cela dépend des différentes grosseurs des poules. Le vulgaire préfère les noires : les anciens ont estimé les poules à plumes rouges, ailes noires et grosse tête ; celles qui sont pommelées de noir et de blanc sont encore assez fécondes : on ne fait pas tant de cas des grises.

On connaît un bon coq par sa taille, qui doit être moyenne, cependant plus grande que petite, de plumage noir ou d'un rouge obscur, ayant de gros pieds garnis d'ongles et d'ergots, les cuisses longues, grosses et fournies de plumes, la poitrine large, le cou élevé et garni de plumes de diverses couleurs. On juge encore d'un bon coq, lorsqu'il a le bec court et gros, les yeux noirs ou bleus, les oreilles blanches, larges et grandes, les barbes rouges, pendantes et longues, de couleur grise ou d'un rouge blanchâtre, et que les plumes qui lui pendent du cou et de la tête s'étendent jusque sur ses épaules, et sont de couleur changeante tirant sur l'or; qu'il a les ailes et la queue grandes et fortes, les cuisses longues, charnues et emplumées, la queue a deux rangs, recourbée et élevée au-dessus de la tête, les ergots longs; qu'il est fier, courageux, prompt à chanter, ardent à caresser les poules, à les défendre et à les solliciter à manger.

Les coqs les plus amoureux sont les meilleurs; il faut encore qu'ils aient la crête levée, de couleur de sang et non longue. Il y a des coqs qui, par trop de chaleur ou autrement ne font que coqueter autour des poules, gratter la terre, prêts à se battre à tous moments et à détourner les autres. Ils sont ordinairement impuissants tant que cette vivacité leur tient : pour la calmer, on leur fait passer le pied dans le milieu d'un morceau de cuir, taillé en rond comme un liard, et percé au milieu ; cette chaussure rend l'oiseau honteux et tranquille.

Les poules de la grande espèce, quoiqu'elles soient beaucoup moins abondantes en œufs que les autres peuvent être mêlées néanmoins parmi elles; et pour le peu d'œufs qu'elles fassent, on aura soin de les garder à part, afin de donner à couver pour avoir de gros chapons.

Il ne faut se charger de volaille qu'à proportion de ce qu'on a à leur donner à manger, car un petit nombre de poules à qui le grain ne manque point, rend plus de profit à son maître qu'une grande quantité qu'on laisse jeûner, ou qui ne vit que de ce qu'elle trouve dans la cour.

Le nombre de poules qu'on donne à chaque coq n'est pas fixé. Un coq peut suffire à douze ou quinze poules. Ainsi on s'en pourvoiera suivant la quantité de poules qu'on voudra élever : que ce soit toujours le plus grand nombre possible, et qu'on ait soin d'avoir des corps à proportion du nombre des poules, afin de ménager ces mâles, qui s'épuiseraient parce qu'ils sont trop lascifs.

NOURRITURE DES POULES ET COQS.

Comme la volaille est accoutumée à sortir de grand matin, on doit lui donner à manger lorsque le soleil se lève, et le soir, un peu avant qu'il se couche. Mais, pendant la moisson, et toutes les fois qu'on bat les grains, les poules trouvent toujours assez de quoi vivre, si ce n'est lorsque la terre est couverte de neige.

Les heures pour leur donner à manger doivent être toujours les mêmes, pour qu'elles ne se dérangent point de leurs pontes, et qu'elles n'aillent pas courir ailleurs, ou faire des dégats dans les jardins : il faut aussi que ce soit toujours au même endroit, et qu'il soit plat, uni et à l'abri des vents et des orages, parce qu'ils sont très-contraires à la volaille.

On amasse toutes les criblures et les vannures des grains, qu'on a soin de serrer ; et pour les faire durer plus long-temps à cette volaille, on les entre-mêle quelquefois d'herbes qu'on hache, de fruit qu'on découpe, ou d'autres choses, suivant la saison. On lui donne encore du son bouilli, lorsqu'on la veut échauffer : pour l'obliger à pondre beaucoup, on se sert d'avoine pure, de blé-sarrazin ou de chenevis. Le temps de la nourrir ainsi est d'ordinaire dans l'hiver ; car, lorsque la saison nouvelle commence à se faire sentir, les poules deviennent naturellement assez échauffées pour produire quantité d'œufs, pourvu qu'elles soient comme il faut.

On leur donne aussi de l'orge moulu, de la vesce, des pois chiches, du millet et du pannis, et tout cela selon les lieux où la commodité permettra de le faire : l'ivraie bouillie leur est encore très bonne ; le froment les engraisse trop et les empêche de pondre.

Quelques-uns, pour avoir de gros œufs, leur font manger de l'orge à demi-cuit, et d'autres de la semence de cresson, broyée et mêlée avec du son et du vin.

Il y en a aussi qui prennent de la brique, qu'ils broient bien menue ; ils la mêlent parmi du son, et la donnent ainsi à la volaille. D'autres font bouillir du gui, qu'ils prétendent la rendre féconde, ainsi que la graine de la *rutta capraria*, autrement *rue aux chèvres*, qui est une herbe que ces animaux cnerchent par-dessus tout.

Le marc de raisin rend les poules peu fécondes ; c'est pourquoi on leur en donne depuis le mois de novembre jusqu'à Noël, temps où elles cessent de pondre, encore y mêle-t-on des cribules de froment : hors ce temps, on leur interdira tout-à-fait le marc de raisin. Bien des gens ne veulent pas non plus leur donner de fèves : d'autres leur en donnent, mais peu, et ce n'est que pour les échauffer et les disposer à mieux pondre.

MULTIPLICATION DE L'ESPÈCE.

La ponte des poules est ordinairement de dix-huit à vingt œufs, qu'elles pondent sans se reposer.

Leur ponte cessée, ce qui se reconnaît lorsqu'elles commencent à glousser, on leur prépare un nid pour les y mettre. Ce nid doit être hors de la portée des chiens et des fouines, et dans un lieu retiré pour que personne, pas même les autres animaux, n'effarouchent les couveuses. Il sera creux dans le fond et évasé par les bords, afin que les œufs ne coulent point. Le fond en sera garni de foin plutôt que de paille, à cause qu'il est plus chaud ; et sur ce foin seront posés les œufs bien doucement, pour ensuite être couvés par la poule qu'on connaîtra être en chaleur.

Quoique généralement toutes les poules gloussent et gardent quelque temps le nid après leur ponte, ce qui est une marque qu'elles veulent couver, néanmoins, pour ne point perdre son temps ni sa peine, il y a du choix à faire ; et, malgré leur gloussement et leur chaleur, il faut jeter toutes celles qui n'ont pas deux ans, celles qui paraissent farouches, et celles qui ont de trop grands ergots, comme des coqs. Les unes sont sujettes à abandonner leurs œufs dans le temps qu'elles les ont à moitié couvés ; ou, les ayant couvés jusqu'à en donner des poulets, les quittent trop tôt ; ce qui fait bien souvent qu'il n'en reste que fort peu. Les autres cassent leurs œufs ou tuent leurs poulets, parce qu'elles marchent trop rudement dessus. Ainsi, pour savoir qu'elles sont celles qui sont les meilleures pour couver, on choisira les poules qu'on appelle *franches*, c'est-à-dire, celles qui ne prennent l'épouvante de rien, qu'on peut lever de leur nid, pour leur donner à manger, sans qu'elles s'effarouchent. On doit les choisir aussi d'une complexion forte et d'un naturel très-éveillé : surtout ne pas mettre couver des femelles sorties d'œufs couvés par des femelles d'une autre espèce; il est fort rare qu'elles couvent : ce qui est commun aux poules, canes, faisanes et perdrix.

La poule, nourrie comme on a dit ci-dessus pour l'obliger à pondre, ne manquera pas aussi de couver de bonne heure; et comme le plutôt est toujours le meilleur pour avoir des poulets, on aura attention, aussitôt qu'on entendra glousser les poules, de leur préparer des nids, afin que les poulets, devenus grands avant la St-Jean, puissent être chaponnés : ce qui est le véritable moyen d'en avoir de beaux; car le proverbe dit : *chapons avant la Saint Jean, et chaponneaux après* : d'ailleurs, on aura par ce moyen de jeunes poules, qui commenceront à pondre de bonne heure.

On marque le moment qu'on aura mis couver la poule, afin de ne point se tromper au temps qu'elle devra mettre au jour ses petits. La couvée dure vingt-un jours. Après ce temps, on va voir la poule, et on prête l'oreille pour entendre s'il n'y a point quelque poussin qui crie : on peut même, mais adroitement, retirer les œufs et voir si les poulets commencent à percer la coque avec leur bec; elle est quelquefois si dure, que ces petits animaux n'ont pas la force d'en venir à bout : alors c'est les secourir à propos que d'enlever l'endroit de cette coque où l'on voit que le poulet aura fait atteinte; après quoi, on remet l'œuf sous la poule, qui le fait éclore.

On visite la couvée au bout de vingt-un jours, pour savoir le nombre des poulets, et pour ôter les coques écloses et nettoyer le nid; mais il faut prendre garde que la poule en se levant ne tue ses petits, que le moindre attouchement fait mourir. Ils restent deux jours sous leur mère sans manger et sans risque ; c'est pourquoi il est bon de les y laisser, et de n'y aller que quand tout peut être éclos.

Si, trois jours après le terme de la couvée, on n'entend point piailler les poulets dans les œufs qui ne sont point encore éclos, c'est mauvais signe, il n'y a qu'à les ôter et les jeter ; il serait inutile de les remettre sous la poule.

On observera, à chaque poule qui veut couver, si c'est avant le mois de mars, de ne lui donner que douze œufs ; en mars, quinze ; et, en avril et autres temps chauds, autant qu'elle en pourra embrasser, sans avoir la superstition de croire que le nombre pair ou impair puisse préjudicier à la naissance des poulets.

Les œufs les plus frais sont toujours les meilleurs ; pour donner plus sûrement des poulets, c'est-à-dire, qu'ils ne soient pas plus vieux que dix ou douze jours, l'on prendra ceux qui sont les plus pesants à la main, ou l'on en mettra dans de l'eau, et ceux qui demeurent au fond seront ceux dont on se servira.

Bien des gens assurent avoir expérimenté que les œufs longs rapportent toujours des mâles, au lieu que les ronds ne produisent que des femelles : ce qu'il y a de certain en choix d'œufs pour couver, c'est que les plus gros sont les meilleurs, parce qu'il y a plus lieu d'en espérer de bons poussins.

Au reste, il faut que les œufs qu'on met couver proviennent de la coopération du coq avec la poule ; car c'est le coq seul qui les vivifie : il est aisé de connaître au jour s'ils ont un germe.

ÉLÈVEMENT DES POUSSINS ET DES CHAPONS.

Aussitôt que tous les poussins sont éclos, on les met avec leur mère dans une futaille ou autre chose semblable, pendant un jour seulement, dans un lieu chaud, car ils sont très-sensibles au froid ; et de temps en temps on leur donnera un peu d'air, pour les y accoutumer petit à petit.

Bien des gens, pour les garantir de la pépie et des autres maladies auxquelles ils sont sujets dès qu'ils naissent, les parfument dès lors de pouliot, romarin, thym sauvage, ou d'autres herbes de senteur, dont la fumée leur est salutaire.

Le lendemain, on les mettra avec leur mère sous une cage d'osier ou *mue*, ou dans une chambre éclairée, ou dans une chambre de la basse-cour bien exposée au soleil, car la chaleur les fortifie; c'est pourquoi, en quelque endroit qu'on les mette, il faut qu'ils soient toujours à couvert de la pluie et des vents, qui les morfondraient et qui les feraient mourir bien vite.

Leur nourriture, pendant ces premiers jours, sera de millet cru, d'orge ou de froment bouilli. On leur fera quelquefois tremper de la mie de pain dans du vin, dans du lait ou dans du caillé, ou on leur donnera de la mie de pain seulement : tout cela les excite à manger et les engraisse. D'autres les nourrissent pendant quinze jours de farine d'orge et de graine de cresson danois, qu'ils mettent tremper dans du vin avec un peu d'eau, dont ils font une espèce de pain, qu'ils font cuire et qu'ils leur émiettent.

Les feuilles de poireaux, hachées menu et mêlées de fromage mou, leur sont encore bonnes. D'autres leur donnent des vers engendrés de la fiente d'âne ou de bœuf, et, pour cela, ils en font mettre en morceau, afin de pouvoir plus aisément ramasser cette vermine, qui leur donne grand appétit.

A mesure qu'ils croîtront, de deux jours en deux jours, on leur donnera des poireaux bien hachés : ils aiment beaucoup cet aliment. Il leur sert de remède, les échauffe et leur fortifie le cœur; sur-tout l'eau claire et nette ne doit pas leur être épargnée, de peur de la pépie.

De temps en temps, on les fait sortir, pour leur faire prendre l'air et les fortifier, mais il faut que ce soit à propos; car qui irait tout d'un coup les jeter dehors, pour les laisser promener avec leur mère, les mettrait en danger de mourir. S'il pleut ou que le temps soit sombre, il faut bien se donner de garde de les faire sortir : c'est pourquoi, dans le commencement, lorsque le soleil se montrera on les y exposera, pendant quelques heures, sous leur mue, s'ils ne sont pas assez forts pour être abandonnés, pendant deux ou trois heures, à eux-mêmes avec leur mère dans la basse-cour : on continue ces soins jusqu'à ce qu'étant devenus plus gros, on les laisse sortir tout-à-fait, ce qui va ordinairement à quinze jours.

Pour avoir plus d'œufs et plus de poules prêtes à couver de nouveau, l'économie veut qu'on donne à mener à une seule poule autant de poussins qu'elle en peut conduire : pour peu qu'elle soit grosse , elle en tient sous ses ailes et en conduit jusqu'à trente. Ainsi, quand on a plusieurs couvées à la fois, on donne jusqu'à vingt-cinq ou trente poussins à conduire à la même poule, et on remet les autres mères avec le reste de la volaille de la basse-cour , pour y pondre et couver de nouveau. Il faut surtout user de ce ménage et ôter les poussins à la mère, quand c'est une jeune poule , qui ferait plus de profit à pondre, ou quand on voit que c'est une mauvaise meneuse, ou qu'elle n'est pas douce , vigilante et de bonne amitié, comme si elle n'échauffe pas bien ses petits, si elle les blesse en grattant la terre, ou si elle va dans des endroits où ils ne puissent pas la suivre.

Il y a des gens qui , trois jours après que la couvée est éclose, se servent de chapons pour mener et élever les poussins : par ce moyen , on remet les poules dans la basse-cour, où elles pondent et couvent de nouveau bien plus tôt qu'elles n'auraient fait.

Pour cela , on fait choix d'un chapon gros , sain et éveillé; on lui plume le ventre, on le lui frotte avec des orties qui le piquent , puis on l'enivre avec de la rôtie au vin , qu'on lui donne à manger. On le traite ainsi pendant deux ou trois jours, le tenant enfermé dans un endroit étroit, où il prend néanmoins l'air par quelque trou, de crainte qu'il n'étouffe.

De là on le porte sous une cage, et on lui donne deux ou trois poulets déjà un peu grands, qui , mangeant avec le chapon plumé, l'apprivoisent , et , lui passant sous le ventre, adoucissent la cuisson que les orties lui ont causée : le chapon, qui s'en trouve soulagé, les rappelle dès qu'ils en sortent , et , en peu de temps, les aime jusqu'à ne vouloir plus les abandonner. C'est alors que , petit à petit , on lui augmente tous les jours le nombre de ces poulets , jusqu'à ce qu'il en ait autant qu'il en pourra couvrir de ses ailes ; et , pour l'accoutumer avec ces poussins, après que toute la bande qu'on veut qu'il conduise lui a été donnée, on le laisse seulement deux jours sous la grande cage; après quoi, on lui donne la liberté de se promener par-tout avec ses poulets : il les soignera mieux et plus long-temps que si c'était leur mère propre ; il ne les abandonnera jamais qu'ils ne soient tous grands, c'est-à-dire, les coqs prêts à être chaponnés et les femelles toutes prêtes à pondre.

Peu de temps après que les poussins ont quitté celui ou celle qui les conduit. c'est-à-dire , quand ils ont environ trois mois , il les faut chaponner ; car , si on attendait plus tard , ils seraient trop forts pour cette opération. On choisit donc tous les poulets , ne laissant que les plus hardis et les plus éveillés pour devenir bons coqs. Quoiqu'on fasse des chapons pendant tout l'été , cependant le mois de juin est la saison la meilleure pour cela.

Pour y réussir, on fait une incision à la partie qui enveloppe les testicules de l'oiseau, et un peu à côté de la place où l'on juge qu'elles sont, on y insère le doigt *index*, pour les chercher : on les en tire , et on coud la plaie avec une aiguille et du fil; on la frotte avec du beurre frais ou graisse de volaille, et on laisse aller le chapon , qui paraît triste pendant quelques jours : la gangrène se met quelquefois à la plaie, surtout quand il fait trop chaud; ce qui le fait mourir : il court le même risque, quand il a été mal chaponné. On appelle cocâtre le chapon qui n'a été châtré qu'à demi.

ENGRAIS DES CHAPONS ET DES POULES.

Pour engraisser, à l'ordinaire, les chapons et les poules, on les enferme dans un lieu où le grain , l'eau nette et claire, et la chaleur ne leur manquent point.

Le froment et l'orge sont préférables à tous les autres grains; et pour qu'il leur profite mieux , il faut le faire bouillir avant que de le leur donner. Un mois suffit pour engraisser ainsi la volaille. On peut leur donner de temps en temps un peu de son bouilli et des vers du fumier dont nous avons parlé.

Mais pour y réussir aussi heureusement qu'au Mans , on choisit dans la basse-cour quelque jeune volaille, surtout les poulettes; on les enferme dans une *épinette* ;

c'est une espèce de cage faite exprés. Pour la faire , on met une planche à plat, soutenue en travers par autant de morceaux de planches que l'on voudra engraisser de poules ou chapons; car chaque fond de planche sera une loge, et chaque volaille aura sa loge qui sera séparée , étroite et longue, en sorte que la poule ou le chapon ne puisse point tourner ni s'élever : chaque loge , dont les deux côtés seront ainsi bouchés par deux petites planches, sera à jour devant et derrière, pour que la tête et la queue de la volaille puissent passer : à chacun des deux bouts de chaque loge, on mettra seulement une ou deux fiches de bois assez fortes pour que l'oiseau puisse manger et passer sa tête à travers , sans les rompre : le dessous de cette loge sera aussi en l'air , et fermé par quatre ou cinq bonnes fiches , pour que la fiente de la volaille n'y dépose pas; ce qui la rendrait malpropre et malsaine. D'autres, au lieu de ces barreaux, pour mieux soutenir la volaille dans sa loge , ferment le dessous d'une planche, qui, étant plus étroite d'un tiers que celle de dessus, laisse un trou, au bout de la loge, pour l'écoulement de la fiente de la volaille.

Cette épinette doit être posée dans un lieu chaud et sombre; et, avant de placer chaque volaille dans sa loge, on lui plume la tête et les entre-cuisses qui ne font qu'attirer inutilement de la pourriture et engendrer de la vermine. Plusieurs même leur crèvent les yeux , car on prétend que le jour, l'air et le mouvement , les dissipent et les empêchent de profiter.

On les nourrit, dans cette épinette, de farine, de millet, d'orge ou d'avoine, dont on leur compose une pâte détrempée avec de l'eau et du miel ou du lait : il y en a qui ne se servent que d'eau. On leur fait avaler cette pâte, en pilules grosses comme des féves, on leur en donne deux ou trois fois le jour, peu à peu, jusqu'à ce qu'elles y soient entièrement accoutumées ; et , quand elles le sont, on leur en donne autant qu'elles en peuvent prendre.

On ne doit leur donner à manger que quand la digestion du précédent repas est faite, ce qu'on connaît en leur maniant le gosier, pour savoir s'il n'y reste plus rien à digérer ; autrement la mangeaille les étoufferait plutôt que de se convertir en bonne nourriture.

Toutes les fois qu'on leur fera prendre de cette pâte,
il faut auparavant en tremper les morceaux dans de
l'eau, afin que cela leur serve de mangeaille et de boisson;
car on ne leur donne point à boire, quoiqu'il y ait des
personnes qui leur donnent, à midi seulement, de l'eau
nette et bien claire. Plusieurs prétendent que cette pâte
les engraisse bien plus vite, quand on y emploie de
l'eau emmiellée. On leur donne aussi du pain trempé
dans du vin, où il y a les trois quarts d'eau.

MALADIES DE LA POULE ET DU COQ.

Les maladies de la poule et du coq sont la goutte, la
gale, la pépie, le bouton, la constipation, le dévoiement et les poux.

La goutte est une maladie incurable.

Le bouton est une petite tumeur qui vient sur le croupion, et qui est souvent causée par la malpropreté du
poulailler. La poule ou le coq qui en est atteint à la crête
noirâtre, la tête baissée, l'air triste, les plumes ébourif-
fées : le coq cesse de caresser ses poules. La guérison est
facile : il suffit de couper le bouton, d'en faire sortir
l'humeur, et de laver la plaie avec du vin. Pendant les
deux jours suivants, on donne au malade une nourriture
plus rafraîchissante que de coutume.

La pépie se reconnaît à la paleur de la crête, et aux
autres symptômes qui annoncent le bouton. Cette maladie a souvent pour cause le manque d'eau. On la guérit,
en levant avec une épingle une pellicule jaunâtre qui
couvre le bout de la langue de l'animal; après quoi, on
lui met un peu de vin dans le bec. Une poule ou un coq
atteint de la pépie meurent promptement, si l'opération n'est pas faite dès les premiers symptômes.

Le dévoiement se guérit avec du chenevis ou du pain
trempé dans du vin; et les laitues cuites, ou d'autres
herbes rafraîchissantes, font cesser la constipation.

Une grande propreté est le seul moyen de délivrer la
volaille des poux qui la tourmentent et la font maigrir.

PRODUITS DE LA POULE ET DU COQ.

Ces produits sont connus de tout le monde, et ils seront considérables, si l'on suit exactement les instructions que nous venons de donner.

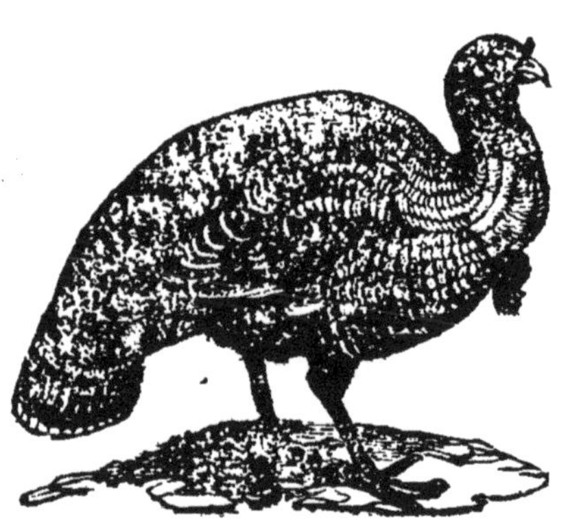

DU COQ ET DE LA POULE D'INDE.

La couleur ordinaire des coqs d'inde est le noir ; mais il y en a qui sont tachés de blanc, d'autres sont rougeâtres et d'autres gris.

MULTIPLICATION DE L'ESPÈCE.

Lorsqu'on s'aperçoit que les poules d'inde veulent pondre, il faut remarquer où elles déposent leurs œufs, et les y aller prendre de jour à autre.

Quant à la couvée, le choix des œufs et la préparation des nids est de même qu'aux poules communes; ainsi, quand la ponte de la poule d'inde, qui va à douze ou quinze œufs, est achevée, et qu'on voit qu'elle s'attache au nid, ce qui est une preuve qu'elle veut couver, alors on lui donne, tout à la fois, autant d'œufs qu'on veut qu'elle en couve : on ne doit cependant lui donner que quinze œufs de poule d'inde à la couvée de février, parce qu'il fait encore froid; au lieu qu'on lui en donne jusqu'à vingt pour celle du mois d'août. On lui donne vingt-cinq œufs, quand on y mêle autant d'œufs de poule commune ou de cane, qu'il y en a de poule d'inde, et trente de poule commune ou de cane, quand il n'y en a point de poule d'inde, mais il faut remarquer que ceux des dindes et des canes sont un mois à éclore : c'est pourquoi les œufs de poules ordinaires, qui éclosent au bout de vingt et un jours, doivent être mis sous la poule d'inde neuf jours plus tard que les autres, afin qu'ils puissent tous éclore en même temps.

Il ne faut point laisser manquer de nourriture aux couveuses : il faut même les lever toujours, mais fort doucement de dessus leurs œufs, pour les faire manger et boire ; car elles sont si attachées à leur ouvrage, qu'elles se laisseraient souvent mourir de faim, si on ne les obligeait de manger.

Le temps venu que les dindons doivent éclore, on doit les aider, comme on a enseigné pour les poussins.

Quoique les poules d'inde de la même année soient très-bonnes à couver, cependant celles de deux ans valent toujours mieux : elles font leur ponte de meilleure heure, couvent plus tôt, et conduisent mieux leur petits.

Pour agir ici avec économie, lorsqu'on a mis plusieurs poules d'inde à couver, et que leurs petits sont éclos, il faut prendre les dindons de trois mères, et les donner à une seule à conduire ; elle le peut : ensuite on jette au coq les deux autres poules d'inde, pour faire une seconde ponte et couver une seconde fois.

Il y en a même qui, aussitôt que tous les petits d'une poule d'inde sont hors de la coque, les portent sous une autre dinde, qui a des petits du même temps; puis ils prennent dans le moment d'autres œufs, soit de dindes ou de poules communes, et ils les glissent doucement sous cette couveuse, qui, dans la chaleur où elle est, conduit encore ses œufs à une bonne fin. On lui donne alors, de temps en temps, de la rôtie au vin avec de l'orge ou de l'avoine, dont on fait à la fin sa nourriture ordinaire.

DE LA MANIÈRE D'ÉLEVER ET DE NOURRIR LES DINDONNEAUX.

Il n'est guère d'oiseaux qu'il faille élever plus délicatement que les dindons, ni qui demandent plus de soins. Le froid est leur ennemi mortel : c'est pourquoi, dès qu'ils sont éclos, on les met dans un lieu chaud, pour les y élever jusqu'à ce qu'ils soient devenus un peu forts. On ne les en laissera sortir avec la mère que quand il fera du soleil, et jamais quand on sera menacé de la pluie ; car, si la chaleur les fortifie, le moindre froid les morfond, et la pluie les fait mourir.

La moindre faim leur est aussi fatale ; et, de plus, il faut les manier fort doucement, lorsqu'on est obligé de les ôter de dessous leur mère, ou de les y remettre : au moindre mouvement qu'elle fait, elle est fort sujette à en écraser sous ses pieds ; et ils sont si tendres, qu'il ne faut les manier que quand on ne peut s'en dispenser.

On doit leur donner très-souvent à manger et à boire, car ils sont fort gourmands ; et, si on les laissait avoir faim, ils tomberaient dans une langueur qui les ferait mourir. On leur donne d'abord pour nourriture des œufs durs hachés bien menus ; il y en a qui n'en prennent que le jaune, qu'ils mêlent avec de la mie de pain blanc : ces deux nourritures sont également bonnes ; on ne leur en donne que pendant cinq ou six jours. Après ce temps, on commence à prendre des feuilles d'orties, qu'on hache aussi bien menues avec ces œufs durs. Six autres jours après, on leur ôte des œufs, et on ne leur donne plus que les feuilles d'orties hachées et détrempées avec un peu de son et de lait caillé ; et, de temps en temps, pour leur aiguiser l'appétit, on leur jette un peu de millet, ou de l'orge bouilli. Pour peu qu'on voie qu'ils languissent, il les faut prendre et leur tremper le bec dans du vin, pour leur en faire boire un peu et leur faire prendre des forces. Cette langueur provient aussi quelquefois d'une cause inconnue, soit qu'ils aient le cœur attaqué de quelque malignité, qui les fait mourir subitement, soit que ce soit le froid qui les surprenne. Mais, de quelque manière que cela arrive, aussitôt que vous vous apercevrez qu'ils ne mangent point, prenez du poivre en grain, blanc ou noir, faites-en avaler un grain à chacun de ceux que vous trouverez malades, et ils seront soulagés.

Quoique la nature ait donné aux animaux un instinct particulier pour savoir prendre leur nourriture, cependant les jeunes dindons ne mangent jamais mieux que lorsqu'on la leur présente à la main. Ceux qui les savent gouverner, les appellent à haute voix, et toujours de la même manière. Les dindons, accoutumés au cri, accourent aussitôt, et viennent manger ce qu'on a dans la main, avec plus d'avidité que s'ils le prenaient à terre. On juge que ces animaux ont besoin de manger, lorsqu'on les entend piailler; et, à mesure qu'ils croissent et qu'ils se fortifient, on les nourrit d'orties hachées grossièrement et mêlées seulement de son. Les fruits pourris et ceux que les vents abattent sont encore propres pour les nourrir, mais il les leur faut hacher par morceaux un peu gros.

Les poulets d'inde sont toujours d'un naturel fort goulu : c'est pourquoi, quand ils sont grands, ils avalent aisément les fruits, qui les maintiennent en bonne chair.

On les tient à l'ombre jusqu'à deux mois dans un lieu net et propre avec de bonne eau : on met les malades à part. On leur perce avec une épingle les petites vessies qui se forment sous la langue ou sous le croupion, et de temps en temps, même de trois jours l'un, on leur donne à boire, ou on leur lave la tête avec de l'eau où l'on aura mis de la rouille de fer ou de mâchefer, qu'on trouve chez les maréchaux ou taillandiers : cela prévient ou guérit la figère et les ourcles, qui sont deux maladies auxquelles ils sont sujets.

Lorsque les dindons sont assez forts pour se pouvoir passer de leur mère, on ne leur donne plus à manger, parce qu'ils vont eux-mêmes chercher, et, quand il y en a un troupeau raisonnable, on leur donne pour les garder un dindonnier robuste, alerte, éveillé, matineux et vigilant, pour qu'aucun de ses dindons ne s'égare ou ne lui soit enlevé par le loup ou le renard. Il sera fidèle et exact à vérifier son nombre tous les matins, et à voir s'il n'y en a point de boiteux ou malade, afin d'y remédier, comme nous avons dit pour les poules communes.

Le dindonnier doit faire sortir son troupeau aussitôt que le soleil est levé, ne l'abandonner jamais, et le conduire tantôt d'un côté et tantôt d'un autre, dans les lieux abondants en fruits ou herbes que ces volailles aiment afin que la diversité des pâturages réveille leur appétit et les fasse croître promptement. Il les ramènera sur les dix heures du matin, et les renfermera jusqu'après midi, qu'il faudra retourner au pâturage; et, avant que de les renfermer le soir dans leur poulailler, il leur jettera un peu de grain pour leur faire prendre des forces. Il n'y a que pendant la moisson qu'il ne sera pas besoin de leur rien donner, parce qu'alors ils trouvent assez de quoi vivre dans les champs nouvellement moissonnés. Quand le mauvais temps empêche qu'ils n'aillent aux champs, on leur donne dans la basse-cour des herbes ou fruits hachés avec du son.

Ordinairement on ne châtre pas les coqs d'inde, parce qu'ils ne sont pas, à beaucoup près, si chauds que les coqs ordinaires. Il y a pourtant des provinces de France où on les chaponne pour les engraisser.

MALADIES DES DINDONS

Les maladies particulières à la poule et au coq d'inde sont *le blanc, la pousse du rouge,* et une autre maladie assez semblable au claveau des moutons.

Ce qu'on appelle la pousse du rouge s'annonce par le gonflement des mamelons et des caroncules. Cette maladie est souvent mortelle, sur tout quand la température est humide. On ne lui connaît d'autre remède que du pain trempé dans du vin.

Les pustules semblables au claveau se brûlent et se lavent avec du bon vinaigre. On donne aussi un peu de vin au malade.

On nomme blanc une maladie qui fait blanchir les extrémités des ailes et de la queue des dindons. On la guérit, en arrachant sur le dos de l'animal quelques plumes dont le tuyeau est plein de sang.

En général, le vin et la chaleur sont les principaux remèdes pour guérir les dindons.

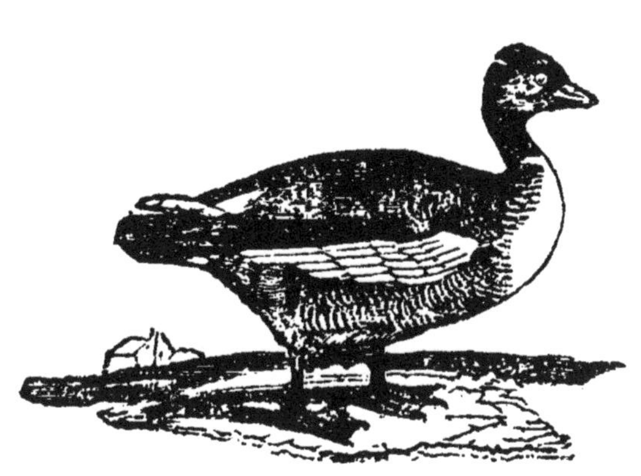

DE L'OIE.

Il y a deux espéces d'oies domestiques, la grande et la petite. La grande est de beaucoup préférable. L'oie mâle se nomme *jars*, et les petits *oisons*.

CHOIX DES OIES.

Pour avoir une bonne race d'oies, il faut que le jars soit grand, qu'il ait l'œil vif et le plumage blanc. La femelle doit être brune ou cendrée.

NOURRITURE DES OIES.

Bien que l'oie soit un oiseau aquatique, on parvient à aisément à l'élever dans les lieux dépourvus d'eau. Il suffit qu'il trouve une nourriture abondante ; car il aime autant à brouter qu'à barboter, et les pâturages ne lui plaisent pas moins que l'eau. On leur donne les débris de toutes espèces de salades, dont ils sont très-friands.

MUTIPLICATION DE L'ESPÈCE

Il n'y a point de volaille qui ponde plus d'œufs que les oies, lorsqu'elles sont bien nourries et gouvernées comme il faut. On a vu des femelles qui ont pondu chacune jusqu'à cent œufs : c'est pourquoi la véritable économie veut qu'on les nourrisse bien, pour les laisser toujours pondre et rarement couver. On ne doit leur permettre de pondre que dans leur toit ; et il suffit de les y avoir mis pondre une seule fois, pour qu'elles y pondent toujours. Quoiqu'on dise qu'elles ont l'instinct particulier de continuer leur ponte et même de couver, si on ne les empêche pas, dans le même endroit où elles ont pondu la première fois, il est pourtant bon de ne les point laisser sortir dans la suite hors de leur toit, qu'elles n'aient achevé leur ponte, pour qu'elles n'aillent pas pondre ailleurs et perdre leurs œufs.

Elles font trois pontes par an ; la première commence en mars. Les oies ne couvent que leurs propres œufs, et sont trop revêches pour en couver d'autres ; encore n'a-t-on guère coutume de les faire couver, parce que l'on tire plus de profit de leurs œufs que de leurs couvées, d'autant que toutes sortes de volaille, surtout les poules, couvent à souhait les œufs d'oie. Si c'est une oie qui couve, il faut lui mettre sa mangeaille, qui sera de l'orge dans de l'eau, près de son nid, pour qu'elle ne quitte point ou peu ; car il n'y a pas d'oiseau de basse-cour qui couve avec plus d'attache que l'oie. Si on ne le fait pas, il faut du moins lui donner toujours à manger au même endroit et à la même heure ; car la plupart des oies reviennent chercher leur nourriture au même lieu et à la même heure où elles ont une fois mangé ; et qui y manquerait une seule fois, risquerait de faire morfondre les œufs, ou bien de dégoûter la mère, et de l'altérer au point qu'elle ne pourrait plus conduire sa couvée au terme.

Comme les poules communes sont plus propres à couver toutes sortes d'œufs que les autres, on doit s'en servir pour avoir des oisons, et faire choix des plus grosses et des meilleures couveuses : cinq ou six suffisent à chacune ; il y en a qui en donnent jusqu'à huit. On fait aussi couver les œufs d'oie par une poule d'inde, qui en embrasse jusqu'à onze. Le temps de mettre couver les œufs d'oie, est toujours immédiatement après qu'elles ont fait leur ponte.

Les oisons, comme les dindes, sont un mois à éclore.

ÉLÉVATION DES OISONS.

Quand les oisons sont éclos, il faut, pendant huit ou dix jours, les tenir à l'étroit avec leurs mères, et ne point leur laisser manquer de nourriture : après ce temps, on choisit un beau jour pour les lâcher. Il faut surtout éviter la pluie, qui leur est mortelle dans ces premiers jours de liberté, quoiqu'ils aiment dès lors à nager sur l'eau. On doit aussi avoir soin qu'ils ne se mêlent pas avec les plus grands, jusqu'à ce qu'ils soient assez forts pour bien se défendre des coups auxquels les nouveaux venus sont exposés.

Avant de mener paître les jeunes oisons, il est bon de leur donner du cresson alenois, des raves, des laitues ou des feuilles de chicorée hachées fort menu ; tout cela leur est fort salutaire, et ils ne sont plus exposés à aller se tordre le cou, à force de paître gloutonnement ; ce qui leur arrive assez souvent, quand on les abandonne à leur grosse faim.

Outre l'herbe qu'ils paissent dans les commencements, on leur donne encore de temps en temps un peu de millet, de l'orge bouilli, puis, après, des criblures de blé ou d'autre grain, tel qu'on le juge à propos.

ENGRAIS DES OIES.

On prend donc à la mi-octobre celles qu'on veut engraisser, surtout les jeunes; on les plume entre les jambes et on les enferme dans un lieu fort étroit et obscur, afin que leur nourriture ne se dissipe point, et qu'elle se convertisse en aliment et en graisse. Si on n'a point de lieu assez obscur pour les mettre, il faut leur crever les yeux et ne point les laisser manquer de mangeaille et de boisson. Ils savent bien quoiqu'aveugles, la retrouver, dès qu'on les a mis une fois dessus.

Le lieu pour engraisser les oies doit être chaud ; autrement leur nourriture se convertirait plutôt en chair qu'en graisse : il y en a qui les mettent, pour les engraisser, dans un cellier ou dans la cave; d'autres qui se contentent de les mettre sous des mues.

Les oies, quoique fort sales, veulent être toujours tenues très-proprement, surtout quand on veut qu'elles engraissent promptement : pour cet effet, leur nourriture, dont on ne les laissera jamais manquer, sera du millet, de l'avoine, des pois et des fèves bouillies dans de l'eau, ou bien des choux hachés ou bouillis avec un peu de son, du gland concassé, des raves coupées par morceaux, ou autres choses semblables. La farine de froment ou d'orge, détrempée dans de l'eau chaude, en sorte qu'elle fasse une bouillie épaisse, et toutes sortes de criblures de blé, leur sont excellentes, de même que le blé-sarrasin et l'eau sablée. Il y en a qui les engraissent comme les chapons, c'est-à-dire, avec une pâte de farine d'orge on de blé de Turquie. D'autres , pour leur aiguiser l'appétit, et les faire engraisser davantage, leur donnent du charbon broyé, outre la mangeaille ci-dessus, qu'on leur donne séparée de ce charbon. C'est assez de quinze jours ou trois semaines pour engraisser les jeunes oies, et d'un mois pour engraisser les vieilles.

PRODUITS DES OIES.

On les plume deux fois tous les ans, la première fois à la fin du printemps (pour l'ordinaire celles de l'année ont alors deux mois,) et la deuxième fois est au commencement de novembre, mais avec plus de modération, à cause de l'approche du froid. Il y en a qui leur ôtent le duvet trois fois l'an ; à la fin de mai, après leur première ponte, à la Saint-Jean et en novembre. Il ne faut jamais arracher le duvet qu'il ne soit mûr, ce qui se connaît lorsqu'il commence à tomber de lui-même ; autrement les vers s'y mettraient, à cause du sang qui sort au bout du tuyau, quand la plume n'est pas mûre.

Lorsqu'on ôte le duvet aux jeunes oies, il faut en faire autant à leurs mères : c'est le ventre, le cou et le dessous des ailes qu'on leur plume ordinairement, parce que ces parties sont les plus couvertes du duvet dont on fait les bons lits. On leur arrache, aussi pour écrire, quelques grosses plumes des ailes, ce qui se fait en mars et en septembre. On estime les plumes de Hollande pour écrire, et celles de l'Allemagne pour le duvet. La plume d'oie morte n'est pas aussi bonne que celle des oies vivantes, ou de celles qu'on plume aussitôt qu'on les a tuées. Les plumes à écrire, tant les grosses plumes que les bouts d'ailes, doivent être affermies, en passant légèrement les tuyaux sous de la cendre chaude, pour en faire sortir la graisse : on en tire beaucoup de Normandie et de Hollande.

On fait un meilleur ménage de la chair d'oie que de celle de poule ; car celle-ci pour être bonne, veut toujours être mangée fraîche, au lieu que celle d'oie n'est jamais meilleure au pot que lorsqu'elle est salée : ce qui fait que les bons ménagers en ont toujours leur provision pour plus de quatre mois après que la saison de les tuer est passée. Les oies sont grasses en décembre et en janvier ; c'est pourquoi on prend cette saison pour les saler. Aussitôt qu'on les a tuées, on les plume et on les écorche pour en tirer la graisse, qu'on met par morceaux, pour être fondue, ainsi que le sain-doux : après que cette graisse a été tirée, on prend la graisse et on la sale comme le cochon, ainsi qu'il a été dit ci-dessus. Les cuisses d'oies salées, que l'on tire de Bayonne et d'Auch, sont fort estimées. La chair d'oie est solide, nourrissante, bonne pour les bilieux, mais un peu difficile à digérer. Une oie grasse est pourtant assez bonne à manger.

Pour la graisse, lorsqu'on l'a fondue, comme on vient de dire, on la met dans des pots de terre bien bouchés, après l'avoir un peu saupoudrée de sel. Elle se conserve long-temps; elle est propre pour beaucoup de ragoûts et pour bien des remèdes, ainsi que nous le dirons ailleurs. Elle diffère de celle du porc, en ce qu'elle est bien meilleure et plus délicate, et en ce qu'elle ne s'affermit jamais ; et quoique toujours liquide, elle demeure transparente comme de l'huile, lorsqu'elle est cuite à propos.

On emploie fort bien les œufs d'oie à la cuisine, quand on en a trop pour mettre couver ; ce qui est rare, parce que toutes sortes de volailles les couvent.

MALADIES DE L'OIE.

Les maladies des oies sont à peu près les mêmes que celles de la poule, et se traitent de la même manière. Il en est une cependant qui lui est particulière, c'est une espèce d'apoplexie. L'oie qui en est atteinte tourne, chancelle, et meurt en quelques instants, si l'on ne s'empresse de la saigner : il suffit, pour pratiquer cette opération, de percer, avec une aiguille, la grosse veine qui se trouve sous la patte de l'animal.

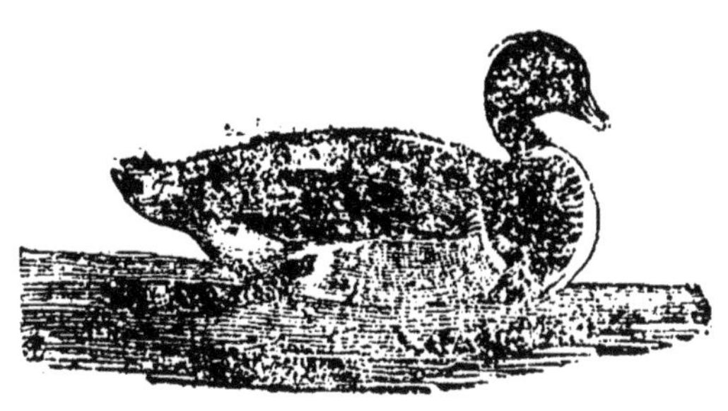

DU CANARD.

Les canards se plaisent plus sur l'eau que sur terre, et il est presque impossible d'en élever dans les endroits dépourvus d'eau.

NOURRITURE DU CANARD.

Tous les aliments sont bons au canard ; les herbages, les vers et les débris de cuisine sont sa principale nourriture. Il faut lui donner à manger deux fois par jour, dans le même endroit. Les canards que l'on néglige de bien nourrir abandonnent quelquefois la basse-cour.

MULTIPLICATION DE L'ESPECE.

Un canard suffit à huit ou dix canes. La ponte des canes est semblable à celle de l'oie. Les soins pour élever les petits sont les mêmes.

MALADIES DU CANARD.

Les maladies du canard sont les mêmes que célles de l'oie, à l'exception du flux de ventre, auquel il est très-sujet à cause de sa voracité, et que l'on guérit, en l'empêchant d'aller à l'eau.

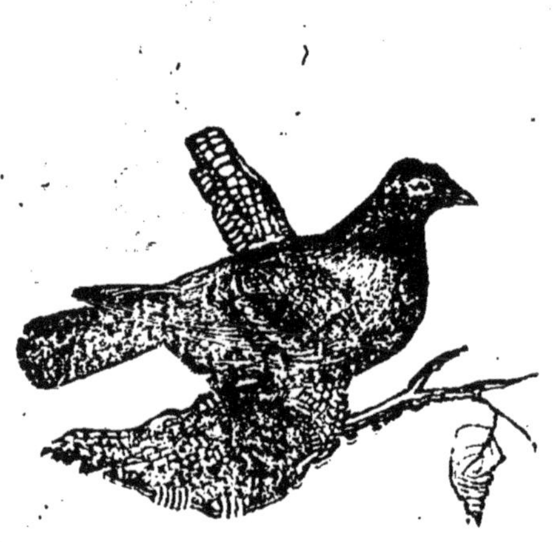

DU PIGEON.

Les pigeons se divisent en plus de trente espéces ou variétés. Les principales sont le pigeon privé ou de volière et le pigeon biset ou fuyard. Les pigeons fuyards sont plus petits et moins féconds que les autres ; mais ils ont l'immense avantage d'aller chercher eux-mêmes leur nourriture, tandis que les autres demandent à être nourris avec soin, et sont d'un entretien très-coûteux.

C'est donc du pigeon fuyard que nous nous occuperons spécialement, les bénéfices qu'il procure étant plus considérables, toute proportion gardée. La seule difficulté est de les empêcher d'abandonner le colombier, et il suffit, pour y parvenir, de leur donner un peu de nourriture dans la saison où la terre ne leur en fournit plus.

MANIÈRE DE PEUPLER LE COLOMBIER.

Les pigeons couvent leurs œufs dix-huit jours, le mâle et la femelle tour à tour pendant la journée, mais pendant la nuit, c'est la femelle qui en est chargée. Ils font ordinairement des petits tous les mois : ils les nourrissent pendant un mois ; mais, dès que les petits ont dix ou douze jours, ils commencent à se tirer au bec et à se coucher : à trois semaines, ils mangent seuls, ils roucoulent à deux mois, et à six ou environ, ils commencent à profiter et à se préparer pour faire des petits.

Il n'y a que deux saisons pour peupler le colombier ; la première et la meilleure est le mois de mai, parce que ces premiers pigeons, se fortifiant beaucoup durant l'été, se trouvent en état bientôt d'apporter du profit ; et la seconde est au mois d'août, à cause du grain que les pères et mères apportent en abondance aux pigeonneaux.

Le nombre des pigeons pour garnir le colombier doit être selon sa grandeur. Pour l'ordinaire, on y en met d'abord quarante ou cinquante paires, qui suffisent, s'ils sont bien nourris, pour le rendre bientôt peuplé ; au lieu que, si on en met moins, on est trop long-temps à jouir du plaisir de manger des pigeonneaux, car on doit se donner de garde d'en tirer aucun du colombier, qu'il ne soit presque garni comme il faut.

Il y en a qui prennent vingt paires de pigeons pour trois cents boulins. Les avis sont partagés sur l'âge que doivent avoir les pigeons : les uns veulent qu'on les prenne lorsqu'ils ont déjà commencé à faire des petits, et disent pour raison qu'alors ils demeurent attachés au colombier ; d'autres assurent, et l'expérience semble être de leur côté, que, plus on les place jeunes dans un colombier (ancien ou nouveau), plus ils y restent fidèles : ils les choisissent donc de quinze jours à trois semaines.

MALADIES DES PIGEONS.

Les maladies particulières au pigeon sont la goutte, l'avalure, la ladre, le chancre et la mue.

Pour le guérir de la dernière de ces maladies, il suffit de lui arracher les trois grandes plumes de l'aile dont il n'a pu se débarrasser.

Le ladre est une autre espèce d'indigestion qui se guérit avec un peu de vin qu'on fait boire au pigeon. L'avalure est une maladie de vieillesse, et par conséquent incurable. Le chancre qui attaque le gosier des pigeons, se guérit, en introduisant dans le gosier un mélange de sel d'oseille, d'huile d'aspic, de cumin et de cochléaria.

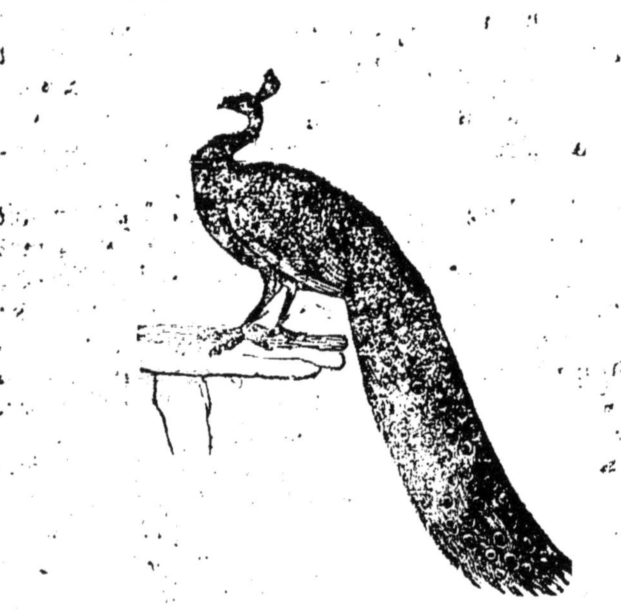

DES PAONS.

La femelle du paon commence à pondre en avril : lés petits sont d'un manger fin et délicat. Les anciens en faisaient grand cas. Marcus Ausidius Luco qui , le premier , engraissa, se fit par-là , un revenu considérable. La chair des paons a une qualité particulière, c'est de résister à la putréfaction. Elle se conserve fraîche pendant long-temps dans les plus grandes chaleurs, quoiqu'elle soit aussi délicate , et d'une digestion aussi facile que celle des faisans. Les œufs des paons sont d'un goût délicieux. Enfin c'est un oiseau qui coûte fort peu à nourrir : il cherche sa vie aux champs et dans les bois.

Les paons blancs ne sont pas si beaux que ceux qui ont le plumage nuancé , mais ils sont plus délicats : il y en a beaucoup en Hollande.

La femelle couve ses œufs trente jours , s'il fait froid , et vingt-huit jours quand il fait chaud.

Lorsqu'on les donne à couver à une poule ordinaire , il ne lui en faut donner que cinq avec quatre de la poule. Au bout d'une semaine il faut ôter les œufs de poule , et lui donner quatre œufs nouveaux de poule. Ces œufs nouveaux écloront avec les cinq œufs de la femelle de paon. Il faudra avoir attention de les marquer et de les retourner.

Il faut tenir les petits un jour ou deux dans la maison après qu'ils sont éclos , sous un panier d'osier , et les garantir de la pluie pendant trois semaines. On leur donne pour nourriture de la farine d'orge ou de quelqu'autre blé humectée avec de l'eau , et de temps en temps des poireaux hachés avec du lait caillé , dont on a laissé écouler tout le petit lait. On peut aussi leur donner des croûtes de pain bouillies dans du lait ; il faut les leur donner froides , et après en avoir un peu exprimé le lait.

Lorsqu'ils ont un mois, on peut les laisser courir aux champs avec la poule , pourvu que ce soit sur des terrains secs et bien exposés au soleil. On met des entraves aux jambes de la poule , pour qu'elle ne s'écarte pas , et qu'on puisse plus facilement les ramener le soir. On laisse peu à peu plus de liberté à la mère ; elle revient d'elle-même ensuite à la maison avec les petits.

On donne aux petits paons, vers le temps de la mois son, de l'orge ou du blé. Il faut les faire jucher à couvert et ne pas souffrir qu'ils couchent par terre, ils s'enrhumeraient.

La femelle du paon, en pleine liberté, cherche un endroit caché pour faire son nid, afin de n'être pas inquiétée par le coq qui, s'il la trouvait, la cocherait, quoiqu'elle fût sur ses œufs. Il faut le séparer d'elle. On ne doit même les réunir que quand la huppe est formée sur la tête des petits : il les chasserait et les tuerait auparavant ce temps. Il ne leur fait point de mal après.

Il faut six femelles à un paon. S'il en avait davantage les œufs pourraient n'être pas prolifiques ; mais s'il en avait moins, elles seraient tourmentées de ses trop fréquentes caresses.

Les femelles laissent quelquefois tomber leurs œufs du haut du juchoir. Il est à propos de ne le pas tenir fort élevé, et de mettre au-dessous une grande épaisseur de paille pour que les œufs ne se cassent pas.

Le temps le plus dangereux que les petits ayent à essuyer c'est lorsque leur huppe pousse. Ils languissent; il y en a qui meurent : mais ce temps passé, ils se portent aussi bien que les poulets

Il ne faut pas, autant qu'il est possible, mettre plusieurs coqs paons ensemble. Ils s'affaibliraient à force de se battre au temps de la coche. Ils sont plus tranquilles, plus doux lorsqu'ils sont de la même couvée.

On peut faire pondre la femelle beaucoup plutôt qu'à l'ordinaire.

Il faut lui donner pour cela une fois en quatre ou cinq jours des fèves un peu rôties, ou bien de la pâte faite avec de la farine de fèves et du lait, ou de farine d'orge, du lait et un œuf délayés ensemble, et de la graine de spergule.

Tout cela contribue à avancer la ponte, et si l'on en donne aux mâles, les œufs seront plus sûrement prolifiques.

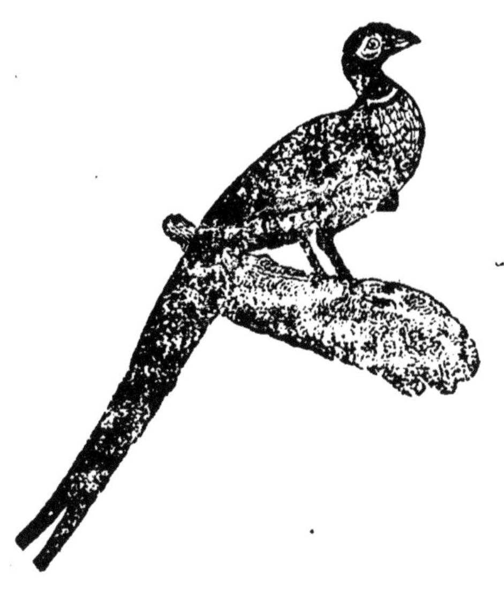

DES FAISANS ET DES PERDRIX.

L'ÉDUCATION des faisans exige bien des soins. Le plaisir d'avoir cet oiseau sur sa table est assez vif, pour exciter à prendre la peine de l'élever. Ce n'est, cependant, qu'un jeu lorsqu'on demeure à la campagne. Beaucoup de fermiers en font leur récréation.

Les faisans, ou du moins les faisanes, qu'on garde pour faire race, ne doivent avoir qu'un an. Ce sont les plus jeunes qui pondent le plus et le plutôt, et les couvées qni se font de bonne heure sont les plus favorables.

Il faut donner cinq faisanes à chaque coq, et si l'on en a plusieurs volées, il faut les séparer dans le temps de la coche et de la ponte.

On leur donne pour asile des enclos à l'air, grands ou petits; cela dépend des commodités qu'on a. Ils doivent être bien fermés, afin de les garantir des chiens, des chats, des rats, et même des hommes qui, ne connaissant pas leur naturel, pourraient les effrayer ou les inquiéter.

Il faut aussi qu'ils aient des ombrages ou d'autres abris pour s'y réfugier quand il fait mauvais temps, ou qu'ils sont épouvantés, et des endroits pour pondre hors la vue des oiseaux de proie, des corbeaux et des pies qui viendraient sucer leurs œufs.

Il ne faut pas que le froment, l'avoine et les autres grains dont on les nourrit, soient moisis.

L'eau qu'on leur donne doit être fraîche, jamais salée, ni corrompue.

Les enclos où on les retiendra seront plus convenables s'il y a des plantes ou des herbes dont ils puissent manger, et dans lesquelles ils puissent se fourrer pour se mettre à l'ombre et à l'abri.

Il ne faut pas les laisser approcher des espaliers. Ils perceraient à coups de bec chaque bourgeon, chaque feuille aussi haut qu'ils pourraient atteindre.

Si la terre des enclos est fraîche elle n'en vaudra que mieux. Ils y trouveront des crapauds, des limaçons, des vers : le terrain en sera bientôt nettoyé, et cela les fera bien profiter.

Il faut éviter que le manger qu'on leur donne soit le moins du monde mêlé avec leur fiente.

Il ne faut garder que le moins qu'il est possible les œufs de faisans. On doit les donner au plutôt à couver à des poules ordinaires ou à des poules d'inde. Dès que les faisanes ont pondu, il faut mettre leurs œufs dans du son en un endroit sec, et qui ne soit ni chaud ni froid. Ces œufs sont plus petits que ceux des poules ordinaires, et par conséquent beaucoup plus petits que ceux des poules d'inde. C'est une remarque qu'il faut faire lorsqu'on les donne à couver aux poules et aux poules d'inde. Comme on leur en donne autant qu'elles en peuvent couvrir, le nombre est différent de celui qu'on pourrait leur donner de leurs propres œufs.

La première couvée des faisans peut éclore au mois de mai.

On a fait faire d'avance une boîte de la longueur de cinquante-six pouces, de douze à treize pouces de largeur et d'autant de hauteur sans couvercle. A vingt pouces de l'un des bouts de cette boîte, on fait une séparation avec des bâtons placés à trois pouces l'un de l'autre. Voici l'usage de cette boîte.

Dès que les petits faisans sont éclos, on les met avec la poule dans la partie de la boîte la plus petite. L'autre partie est destinée à leur donner à manger. On la couvre d'un filet pour empêcher les moineaux de leur dérober ce qu'on leur donne. La séparation à claire-voie leur laisse la liberté d'aller chercher leur mangeaille et de revenir à la poule quand ils ont mangé. La case de la poule doit être fournie d'une nourriture qui lui convienne et d'eau claire pour boire

Il faut tenir les faisandeaux pendant dix jours dans cette boîte, ils ne sont pas assez forts pour s'en échapper, et la poule n'y songe pas plus qu'eux.

La nourriture qu'on leur donne pendant ces dix jours consiste en œufs de fourmis noires qu'on ramasse dans les bois : ils sont meilleurs que les œufs de fourmis rouges.

La manière de se procurer ces œufs est d'enlever toute la fourmilière et de la mettre dans un sac de toile serrée. Mais il faut bien se garder de jeter des fourmis avec les œufs dans la boîte : elles piqueraient les faisandeaux et leur feraient négliger leur nourriture.

Il faut tuer les fourmis. Pour cela on verse du sac dans un baril toute la fourmilière, œufs, fourmis, terre et tout ce que s'y trouve, de manière que le barril soit à demi plein. Jetez alors des chiffons allumés et des fleurs de soufre dans le baril, couvrez-le et remuez-le jusqu'à ce que le soufre n'exale plus de vapeur ou de fumée. Réitirez encore cette opération, afin de tuer toutes les fourmis. Séparez alors les œufs des fourmis mortes et de la terre, et gardez-les dans des jattes.

Vous jetez de demi-heure en demi-heure une petite quantité de ces œufs dans la partie de la boîte où les petits faisans doivent manger.

On peut pendant les trois ou quatre jours, après qu'ils sont éclos, leur donner des œufs de fourmis rouges. Il n'est pas même nécessaire de prendre la précaution de tuer ces espèces de fourmis ; elles ne font point de mal aux faisandeaux ; mais leurs œufs sont si petits qu'on aurait de la peine à en trouver une quantité suffisante.

Indépendamment des œufs de fourmis qu'on leur donne, il faut aussi leur donner une pâte faite avec de la farine d'orge et un œuf, le blanc, le jaune et la coquille qui, comme vous le pensez bien, doit être bien broyée.

Cette pâte doit avoir une telle consistance qu'on puisse la réduire entre les doigts en petites boulettes de la même forme et de la même grosseur que les œufs de fourmis noires. Il ne faut même faire ces boulettes qu'au moment qu'on veut les leur donner à manger.

Lors qu'ils n'en veulent plus manger, jetez-leurquelques œufs de fourmis, leur appétit se réveille.

Il faut leur donner pendant les six premiers jours un peu de lait dans un vase de terre peu profond.

Le septième jour leur breuvage doit être de moitié lait, moitié eau.

Ce même jour aussi il faut changer la pâte. On n'y met plus le dedans de l'œuf. On la fait avec la seule coquille bien broyée et de la farine d'orge paîtrie avec du lait.

Le dixième jour il faut les retirer de la boîte avec la poule et les mettre dans un petit clos fait avec des bâtons ou des fils d'archal et qui soit élevé de deux pieds. Cela les empêchera de s'écarter trop de la poule, avant qu'ils aient la force de se glisser dans les herbes et de vaincre les autres obstacles qu'ils peuvent rencontrer dans leurs excursions. On peut alors leur faire boire de l'eau, ne faire leur pâte qu'avec de la farine d'orge et de l'eau; mais il ne faudra pas oublier les œufs de fourmis après ce repas.

C'est ainsi qu'il faut laisser les faisandeaux pendant une semaine. Ils ont alors dix-sept jours, c'est le temps de les retirer du gazon sur lequel ils étaient renfermés, et de les mettre sur un gazon nouveau, où il faut les laisser en liberté : ils courent et ils volent où ils veulent jusqu'à la saint Michel. Cependant, ils ne quittent point la poule, à moins qu'ils ne soient effrayés par des chiens ou autrement. Ils se rassemblent bientôt autour de la poule, qui les appellent et les rassure par ses glousse-mens. Un coup de sifflet les ramène de même auprès d'elle, surtout si on leur a donné à manger en les aver-tissant de cette manière. Il n'est plus nécessaire, dès qu'ils sont en liberté, de tuer les fourmis; ils sont devenus assez forts pour les maîtriser. Cependant, il faut éviter de leur donner les fourmis avec leurs œufs tout d'un coup; ce n'est que peu à peu qu'il faut les accoutumer à vaincre ces insectes.

La nourriture qu'on leur donne est la même jusqu'à la moisson. Ce temps arrivé, on leur donne un peu de blé dans l'épi, et ensuite des pois.

Nous avons omis, en parlant de la boîte où on les met dès qu'ils sont éclos, de dire qu'il faut la placer sur un terrain sec, contre un mur exposé au couchant. Le nord et le levant seraient trop froids, et le midi trop exposé au soleil. L'on a vu des couvées entières périr par l'ardeur du soleil, dans une demi-heure.

Ils mangent, avec voracité, des petits crapauds; c'est un mets délicieux pour eux : mais ils ne touchent point aux lézards ni aux grenouilles. Les canards ne veulent pas, au contraire, manger des crapauds, et mangent des lézards et des grenouilles.

Les faisans d'un an sont bons à manger. Il ne faut pas les lâcher dans les bosquets avant l'hiver, à moins que vous ne soyez bien sûr qu'il n'y a point de renards; ils en deviendraient la proie.

Ceux qui sont de la couleur ordinaire sont les plus propres pour les bois. Les faisans tachetés de blanc, les blancs et les pies sont plus exposés à la vue de leurs ennemis. On n'élève que des blancs, parce qu'ils n'ont rien à craindre. ils sont moins gros que les faisans des bois; mais ils sont plus tendres et plus délicats. Les pies sont, à peu près, de même.

On en élève aisément un petit nombre; mais il est difficile d'en élever beaucoup. Les œufs de fourmis sont un aliment nécessaire, et l'on n'en trouve pas assez.

Lorsqu'on en veut peupler des bois, il ne faut pas leur couper les ailes; mais quand vous n'en voulez avoir que dans vos enclos, dans vos bosquets, cette opération est indispensable. Quoiqu'ils soient fort attachés au local, ils s'écarteraient, et vous les perdriez. On leur coupe donc les ailes. Pour cela, on les plume autour de la première jointure d'une aile: on lie fortement la partie supérieure de la jointure avec un fil; c'est pour arrêter l'écoulement du sang lorsqu'on coupe l'aile. Cette opération se fait en tranchant l'aile dans la jointure, avec un couteau bien aiguisé. On les lâche aussitôt; mais il faut les observer pendant une heure, pour voir s'ils ne saignent point. S'ils saignent, on les reprend, et l'on passe sur la coupure une pipe à tabac rougie au feu.

On ne doit couper les ailes à ceux de la seconde couvée, qu'au mois de septembre.

Il y a un moyen de hâter la ponte des faisans. On leur donne, dès le commencement de mars, pour nourriture, de la pâte faite avec de la farine d'orge, des coquilles d'œuf et de l'eau.

Il y a une observation à faire, c'est que si le mois de juillet est humide, il faut faire rentrer les faisandeaux tous les soirs une heure avant le coucher du soleil, et les faire sortir le lendemain de bon matin.

Le genet épineux est un abri qu'ils chérissent : on en peut planter dans les enclos et les bosquets où on les retient.

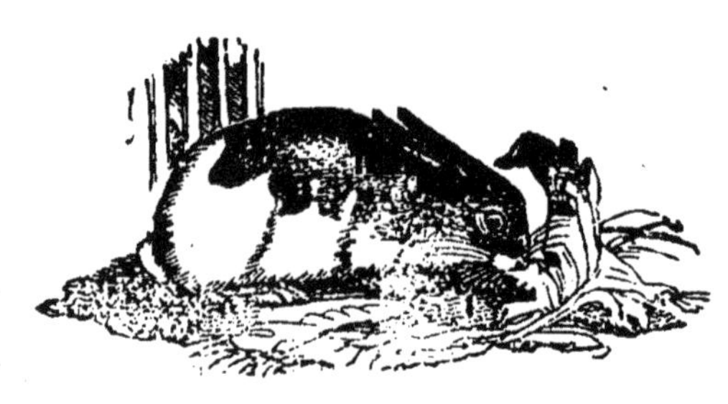

DES LAPINS.

On ne croit pas, en général, que l'éducation des lapins soit avantageuse; mais je ne connais guère d'animaux dont on puisse retirer plus de profit.

Tout en est bon ; la chair, la peau, la fiente.

La fiente est excellente pour répandre devant la herse que l'on fait passer sur les champs où l'on a semé de la luzerne, du chèvrefeuille, et autres herbes. On la vend cher.

Une douzaine de peaux gris-commun, vaut six francs quand ils ont acquis leur pleine croissance.

Si elles sont blanches ou noires, elles valent depuis six francs jusqu'à neuf francs.

Et si elles sont d'un blanc-argent elles valent un louis.

Les chapeliers achêtent les peaux gris-commun. Les fourreurs s'accommodent des autres. Il faut, pour en avoir le prix que je viens d'indiquer, les vendre directement à ceux qui en font la consommation ; on n'en retire que la moitié lorsqu'on les vend aux marchands ambulans qui vont les acheter de ferme en ferme, de province en province.

La saison des lapins est depuis Noël jusqu'à la Pentecôte.

Il vaut mieux les tenir dans de petites huches que dans des fossés.

Le grand art est d'empêcher ces animaux de devenir pançus.

Pour cela on les nourrit avec des graines vertes. Il faut tenir du foin dans la huche pour sécher l'humidité des graines.

Lorsqu'on les nourrit avec du son, ou d'autre mangeaille sèche, il faut leur donner des herbes pour apaiser leur soif.

On laisse communément les petits avec la lapine pendant deux mois ; mais dans l'intervalle, au bout de cinq semaines, on lui laisse prendre le lapin, afin qu'on puisse lui ôter la première portée, huit jours avant qu'elle lapine.

Le son avec des graines, ou réduit en pâte avec de l'eau, est une excellente nourriture à leur donner trois fois par jour.

L'orge à demi-grillé, guérit les petits de la grosseur du ventre.

Les petits profiteront infiniment d'avantage si on a un endroit commode à couvert ; pour les laisser courir à leur gré.

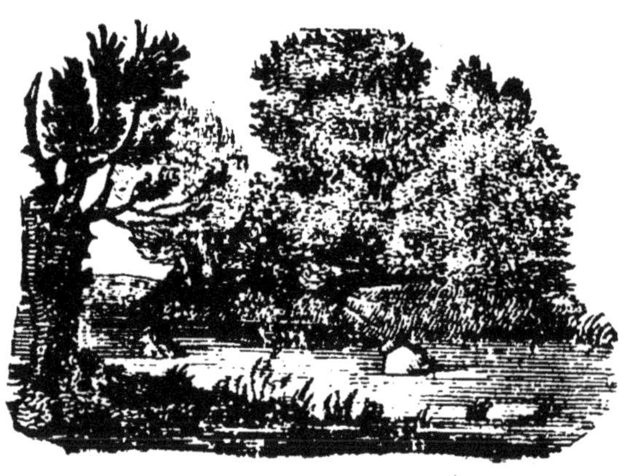

DE L'EMPOISSONNEMENT ET DE LA NOURRITURE DU POISSON.

LE temps le plus favorable de l'année, pour peupler un étang, est le mois de février.

Il y a des gens qui cherchent du poisson déjà d'une certaine grosseur pour empoissonner leur étang. Il n'y faut mettre, au contraire, que le poisson le plus petit qu'on peut trouver. Le frai d'un an vaut mieux que celui de deux. Le poisson le plus jeune est toujours celui qui profite le plus quand il change d'eau. L'expérience a appris que du poisson de trois ans mis dans un étang est moins gros la sixième année que du poisson d'un an, qui a été mis en même temps, ne l'est la quatrième.

On peut transporter du poisson d'un étang dans l'autre au mois d'avril, quant on ne l'a pas fait au mois de février. Il faut avoir l'attention de ne le transporter que le matin et le soir, et lorsqu'il ne fait point de vent. Le vent et la grande chaleur tuent également le poisson

Les carpes et les tanches se portent sur de la paille de froment. Il faut qu'elle soit sèche et propre.

Il y a des personnes qui préfèrent le mois de septembre pour empoissonner un étang. Cela ne réussit bien qu'en prenant du frai d'un an.

C'est un amusement pour le propriétaire qui est bien avantageux au poisson que de le nourrir dans un étang.

Il faut pour cela, à la même heure et au même endroit, jeter dans l'eau ce qu'on a à donner au poisson.

Pour bien faire il faut siffler fortement ou faire quelqu'autre bruit que le poisson puisse entendre. Il vient de toutes parts, et alors on lui jette la nourriture. Il faut faire en sorte de faire toujours le même bruit.

Il est nécessaire tous les ans de décharger les étangs à frayer, des plus petits poissons pour en peupler d'autres.

Le poisson qu'on met dans le réservoir doit être, autant qu'il est possible, de la même grosseur. Les gros et les petits ne profitent jamais bien ensemble.

Les truites et les brêmes profitent bien avec les carpes et les tanches. L'eau de votre réservoir sera coulante, vous y pourrez mettre des écrevisses.

On peut mettre encore dans un réservoir ou dans un étang dont l'eau est coulante, des brochets, des anguilles, des perches, des carrelets.

Il est bon de laisser croître des herbes aquatiques dans les étangs et dans les réservoirs. Cela sert d'abri au poisson. D'ailleurs où il y a des herbes de cette nature, il y a aussi des insectes qui contribuent à sa nourriture.

Les anguilles sont pernicieuses dans un étang à frai, elles mangent le frai.

Il faut soigneusement détruire les crapauds et les grenouilles dès qu'ils commencent à paraître. Ce n'est pas qu'ils fassent, par eux-mêmes, du mal au poisson; mais ils lui enlèvent une grande partie de sa nourriture.

Les brochets, les carpes, les perches, les tanches mangent du grain et s'en engraissent. La carpe aime beaucoup aussi qu'on la nourrisse avec du grain, et surtout aussi avec de la chapelure de pain, ou, ce qui est la même chose, des croûtes séchées au four.

La truite se nourrit et s'engraisse avec une pâte faite de farine de froment et d'eau.

Lorsqu'on est dans le voisinage des boucheries, on est trop heureux : le sang des bœufs, des moutons et des veaux qu'on y tue, est une excellente nourriture pour le poisson.

Il mange comme je l'ai déjà dit, avec avidité, les entrailles des lapins. Il en est de même de celles de la volaille, mais il faut les lui donner fraîches ; il n'y touche pas quand on les a gardées quelque temps.

Les poissons ont des destructeurs terribles. Ce sont les hérons, les loutres et les rats d'eau.

Il faut tâcher de tuer les hérons et les loutres, ou de les effrayer de manière qu'ils s'écartent.

Les rats d'eau se montrent en avril, et se multiplient de manière en peu de temps, qu'ils mangent une quantité considérable de petits poissons si on ne les détruit.

La meilleure manière d'y réussir est de faire huit ou dix petards de carton et de les attacher à trois ou quatre pouces de distance l'un de l'autre à une mèche soufrée. On fourre ces petards dans les trous des rats avec une branche de saule ou un bâton. On commence l'attaque avec une mèche allumée, et les chiens du berger. On met le feu à la mèche, les pétards partent, les rats effrayés sortent de leurs trous et les chiens les égorgent ou les épouvantent de façon qu'ils désertent l'étang ou le réservoir, et vont se loger ailleurs.

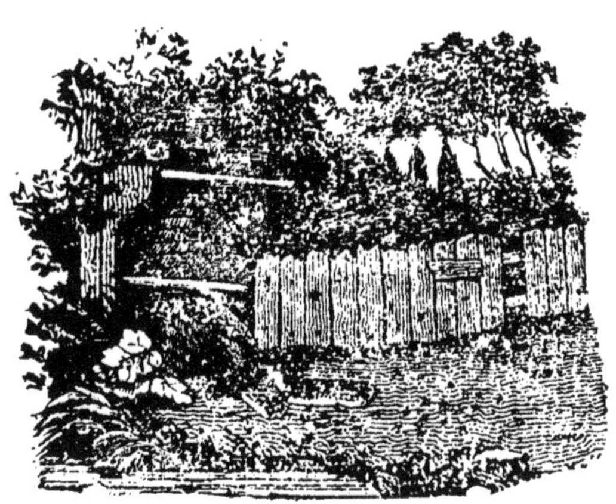

DE L'ÉDUCATION DES ABEILLES.

DES RUCHES ET DES RUCHERS.

La construction des ruches étant chose fort connue, et les amateurs pouvant très-facilement s'en procurer de toute espèce, nous ne nous en occuperons pas ici , forcés que nous sommes de nous renfermer dans les limites étroites. Nous supposerons donc que les ruches et les abeilles sont achetées, et nous parlerons d'abord de la situation des ruchers, qui se divisent en ruchers couverts et ruchers en plein air. Les ruchers couverts ne sont en usage que dans les contrées où l'on a à craindre des vents impétueux ou des orages fréquents : les ruches sont alors placées dans des espèces de granges ou remises, à l'exposition du levant, et n'ayant d'ouvertures qu'aux deux extrémités ; la distance de trois pieds entre chaque ruche est nécessaire

Quant aux ruches en plein air, qui sont les plus nombreux, ils sont d'autant plus agréables et productifs, que l'on peut mettre entre les ruches une plus grande distance, et garnir les intervalles de fleurs et d'arbustes les plus convenables aux abeilles.

L'ouverture des ruches doit toujours être placée au levant ou au midi, et il est essentiel de ne laisser sous chacune d'elles, non plus qu'à une distance de six pieds au moins, aucune espèce d'herbe ou plante parasite. Il est aussi indispensable qu'il y ait dans les environs d'un rucher un courant d'eau ou quelque bassin qui en tienne lieu.

SOINS GÉNÉRAUX A DONNER AUX ABEILLES.

Les ruches, contenant les essaims, étant arrivées au lieu que l'on aura eu soin de préparer pour les recevoir, on les place avec précaution sur les plateaux, et l'on donne à chaque essaim une certaine quantité de miel dans une assiette que l'on place sur le plateau recouvert par la ruche.

Il est important de faire une chasse active aux fourmis, aux araignées, aux guêpes, aux rats, qui sont les fléaux des ruchers, ainsi qu'à certains oiseaux qui mangent les abeilles ; mais c'est particulièrement aux fausses teignes qu'il faut s'attacher, afin de les détruire par tous les moyens possibles.

Pour que les abeilles s'accoutument à la persone qui doit les soigner, il faut que, dans le commencement, cette personne leur fasse de fréquentes visites en marchant doucement et sans bruit, et ayant soin de s'arrêter t de se baisser, dès que le bourdonnement des abeilles nnonce quelque fermentation.

Les ruches ne doivent jamais être ouvertes sans néessité. On ne les ouvre que pour s'assurer de l'époque le l'essaimage ou de l'état des approvisionnements, ou ñen encore quand on s'aperçoit que l'activité des abeilles diminue sans motif apparent, ou que les guêpes ou es fourmis envahissent la ruche.

Les travaux des abeilles commencent au printemps ; ñinsi donc, dès que la végétation commence, il est néessaire de visiter les ruches. On coupe alors deux ou rois pouces du bas des rayons, et on enlève de la même manière un rayon de chaque côté, après quoi, on place les ruches sur leurs plateaux, ou l'on a précédemment semé un peu de sel ; puis on place devant les ruches des assiettes remplies de miel ou de sirop tiède. C'est aussi le moment de faire une chasse plus active aux insectes nuisibles. Bientôt les abeilles travaillent avec activité ; la ponte est considérable. C'est alors qu'il importe de visiter souvent les ruches, soit pour s'assurer de l'accroissement des travaux, soit pour porter remède aux maladies et aux divers accidents qui peuvent les ralentir. Si le mal est grave, et paraît inhérent à la ruche, il faut sur-le-champ transvaser les abeilles et enlever les rayons attaqués.

Très-souvent aussi, il arrive, au printemps, que des pluies abondantes s'opposent à la sortie des abeilles et nuisent à leurs travaux ; c'est sur-tout dans ce cas que les visites doivent être fréquentes, attendu que la provision de miel peut être épuisée avant le changement du temps, et que les abeilles, étant dans l'impossibilité de nourrir le couvain, il périt, infecte la ruche et donne naissance aux maladies contagieuses qui peuvent détruire tout un rucher.

Il faut profiter d'un temps favorable, et d'un moment, où le nectar est abondant, pour enlever le corps des ruches et le remplacer par un autre corps où les abeilles ne tardent pas à faire de nouveaux alvéoles. Ce transvasement s'opère en mettant les abeilles en état de bruissement, en enlevant le couvercle de la ruche, et en mettant en place une planchette qui bouche les trous du corps de la ruche, qu'on soulève ensuite pour glisser dessous un autre corps de ruche. Le couvercle se sépare du corps de la ruche, en passant une lame de couteau entre deux. On met ensuite une espèce de mortier qu'on nomme *pourget*, tout autour de la ruche supérieure, aux points de contact avec la ruche inférieure, de manière à boucher hermétiquement les interstices, et à empêcher les abeilles de sortir par une autre ouverture que celle ménagée au bas de la ruche.

Dès que la température devient froide, et que les végétaux ne fournissent plus rien aux abeilles, il faut s'assurer si les ruches sont suffisamment approvisionnées pour passer l'hiver, et attendre les fleurs. La quantité nécessaire pour passer la mauvaise saison, est d'environ quinze livres par ruche : s'il y en a davantage, il ne faut pas en ôter, attendu que, mieux les abeilles sont approvisionnées, plus les essaims sont précoces et la récolte abondante ; et s'il y en avait moins, il faudrait s'empresser d'y suppléer avec des fruits cuits dans l'eau, de manière à en faire une espèce de sirop. C'est aussi à cette époque qu'il importe d'examiner l'intérieur des ruches, pour détruire les insectes qui s'y trouvent.

DES ESSAIMS.

En général, les soins que l'on donne aux abeilles pendant le printemps ont pour but principal d'accélérer l'essaimage, c'est-à-dire le moment où la ruche, devenant trop peu spacieuse pour la quantité d'abeilles qu'elle renferme, une partie de celles-ci quitte cette ruche, pour aller s'établir ailleurs. Toute ruche bien entretenue peut donner des essaims dans la saison. Les essaims s'annoncent par un fort bourdonnement des abeilles.

MANIÈRE D'ARRÊTER ET DE RECUEILLIR LES ESSAIMS.

Le lieu où l'on met les ruches doit être planté d'arbres, à quelque distance des ruches, non-seulement pour leur donner de l'abri, mais particulièrement pour arrêter les essaims qui en sortiront : ces arbres rompant le vol de l'essaim, et lui présentant la fraîcheur et le repos qu'il cherche, il s'y attache, et on le reprend aussitôt; mais il est bon que ces arbres soient bas et petits, comme pommiers, poiriers, cerisiers ou pruniers; ils sont plus commodes que les grands pour rattraper facilement les essaims. Dès qu'un essaim s'est arrêté sur des arbres, tous ceux des ruches voisines s'y joignent d'ordinaire : on en voit des tas gros comme des bariques; il n'y a qu'à les séparer et les mettre dans des ruches.

Il faut remarquer encore qu'il est bon de mettre les mouches dans un lieu fréquenté; elles sont moins farouches et se laissent prendre plus aisément.

Tout le monde sait qu'on emploie le son des chaudrons, bassins ou poêles, pour arrêter les mouches quand elles sortent; mais on doit prendre garde de ne pas sonner que tout l'essaim ne soit sorti du panier, parce qu'il y pourrait rester des mouches, qui croiraient qu'il y aurait de là température en l'air; et il semble que c'est pour cette raison que les essaims sortent à plusieurs reprises.

C'est pourquoi il faut aussi frapper doucement sur une poêle de fer, chaudron ou tuile : le trop grand bruit les élève, et elles ont de la peine à se rabattre.

Quand, au sortir de la ruche, l'essaim vole bas, il ne va pas loin, et s'attache aisément : au-contraire, quand les mouches s'élèvent d'abord, elles se perdent, si on ne les suit en diligence.

Lorsque l'essaim s'attache trop haut, il faut, avant qu'il soit tout rassemblé, l'en chasser avec de la fumée au bout d'une perche, pour l'obliger à s'aller mettre plus à portée.

Si le vent l'enlève, on doit tourner autour, en jetant quelque poignées de sable ou menue terre, ou de l'eau avec un balai, cela les rabaisse et les rassemble, et on les conduit où l'on veut.

Quand on voit une partie de l'essaim arrêté, il faut cesser le son, et le laisser en paix : elles s'attachent en monceau, accrochées par les pattes toutes ensemble, et font une espèce de grosse grappe de raisin.

Si la ruche n'est pas prête aussitôt que l'essaim est arrêté, il est nécessaire de l'entourer d'un mouchoir ou d'une serviette, pour le garantir du soleil ; autrement la chaleur obligerait les mouches à se détacher.

Il y a une autre manière pour arrêter les essaims, qui paraît plus sûre et plus tranquille que le charivari et toute sa suite. On plante des perches au-devant des ruches, quand elles sont sur des tablettes, ou entre chaque rangée, quand elles sont à terre : on lie ces perches les unes aux autres par le haut avec des cordes ou autres perches mises en travers, et on y attache quelques poignées de paille, de jonc, de genêt ou de bouleau, liées comme des balais ; ce qui arrête les essaims presqu'en sortant de la ruche. On peut jeter par-dessus tout cela quelques vieux filets de pêcheur, qui pendront jusqu'à terre, ou couvriront tout le jardin, s'il est petit.

Le profit des mouches à miel serait très-considérable, si on pouvait en arrêter tous les essaims.

L'essaim étant recueilli, on le place dans une ruche neuve, que l'on a préparée à l'avance. Lorsqu'un essaim, ainsi placé dans une ruche, l'abandonne dès le premier ou le second jour, cela prouve qu'elle n'est pas convenablement préparée, et il faut se hâter de lui en donner une autre.

Il serait facile d'obtenir plus de deux essaims par ruche ; mais on en tirerait aucune profit, attendu que la ruche mère ne contiendrait plus, après le départ du troisième, assez de mouches pour nourrir le couvain et faire des économies. Il faut donc, lorsqu'il se fait un troisième essaim, le replacer dans la ruche d'où il est sorti. On peut prévenir ces essaims en augmentant la place vide dans la ruche et en coupant quelques rayons des côtés.

SOINS A DONNER AUX ABEILLES PENDANT CHAQUE MOIS DE L'ANNÉE.

En *janvier*, il faut nourrir les faibles, veiller aux ennemis qui les dérangent, comme souris, musaraignes, crapauds et araignées ; et sur-tout les bien garantir du froid, de la neige, de la pluie et du vent de bise : pour

vigueur des mouches qui vont aux champs ; enfin, en ce qu'elles sortent et rentrent en hésitant , et presque sans faire de bruit.

Donnez d'abord à ces paresseuses une demi-livre de miel, autant de sucre en poudre, et un verre d'eau-de-vie, le tout mêlé ensemble dans un plat élevé à la hauteur des rayons. Après l'hiver , enfumez-le avec thym, romarin et vieux linge, pour dissiper le mauvais goût et la mauvaise odeur de la ruche et changez-les d'exposition. Si, après cela, elles continuent dans leur paresse, au commencement de juin , mettez-les dans une ruche plus petite.

ENGOURDISSEMENT.

L'engourdissement est un diminutif de paresse , qui prend aux mouches lorsque l'hiver a été trop fort , ou que, s'étant rendues grosses et pesantes à force de manger, elles restent dans leur ruche , au lieu d'aller aux champs.

Quand donc on ne voit pas assez de mouvement, au printemps, dans une ruche forte en miel et en mouches, il faut l'enfumer, rogner le bout des rayons, et les arroser avec de l'eau-de-vie , mêlée de sucre en poudre : cela les réveille et les met dans le train ordinaire.

DÉGOUT ET DÉSERTION.

Lorsque le dégoût et la désertion se manifestent dans une ruche, il faut faire passer le reste des abeilles avec un autre essaim, après l'avoir enfumé , et tirer tout ce qui reste de rayons dans l'ancienne ruche.

MOISISSURE.

Elle vient quand le tablier retient l'eau , ou que la pluie, le brouillard ou l'humidité de l'air peuvent atteindre les rayons. Quand on en trouve de gâtés , il faut couper tout ce qui est corrompu , frotter avec un linge l'endroit de la ruche qui paraît moisi, et donner du jour à la ruche, en l'élevant sur de petits morceaux de tuile ou de planche, afin que l'air dessèche et emporte l'humidité.

VÊTEMENTS NÉCESSAIRES POUR SOIGNER LES ABEILLES.

Bien que les abeilles n'attaquent pas ordinairement les personnes qui les soignent, quand ces personnes opèrent tranquillement et sans mouvements brusques , il est prudent, sur tout à l'approche des orages ou quand les châtaigniers sont en fleur, circonstances qui rendent les abeilles furieuses , d'être vêtu, pour prévenir les piqûres, d'un pantalon à pied, et d'un gilet bien fermé , et d'un camail de coutil , noué sur le collet du gilet, et garni, du côté du visage, d'un masque en fil de laiton , dont les mailles soient assez serrées pour que les abeilles ne puissent passer à travers; on doit, en outre, avoir des gants de peau assez longs pour pouvoir être attachés sur la manche.

DU MIEL.

Les rayons étant ôtés de la ruche et apportés à la maison le plus tôt que l'on peut , il faut les y mettre dans un lieu qui soit non-seulement frais, mais encore secret et bien fermé, en sorte que les mouches , qui s'acharneraient à avoir leur bien, n'y puissent point du tout entrer ; car si elles y avaient la moindre entrée , il serait impossible d'y travailler, elles piqueraient cruellement les ouvriers, ou leur perdraient les yeux ; et quelque soin, qu'on pût prendre à boucher les portes et les fenêtres, elles consommeraient tout le miel en très-peu de temps. Malgré la bonté de la clôture de ce lieu , il est toujours bon d'y faire continuellement, et dedans , et tout au tour en dehors, de la fumée avec du vieux linge ou du foin mouillé , pour empêcher les abeilles d'en approcher.

Si on a chassé les mouches des paniers, et qu'on apporte dans le laboratoire les ruches pleines d'ouvrage, pour l'y façonner, il faut les mettre aussitôt sur la fumée de soufre, pour tuer les mouches qui pourraient y être restées, parce qu'elles piqueraient les ouvriers, en maniant les rayons.

Si on fait la récolte avant la fin de septembre, on trouvera du couvain dans les ruches : il faut la mettre à part, car il se convertirait en une eau blanchâtre, qui donnerait mauvais goût au miel, l'empêcherait de durcir, et en diminuerait le prix. Il faut aussi ôter soigneusement la matière à cire, parce qu'elle fait tourner le miel ou le corrompt. On peut fondre avec la cire tous ces rayons où il y aura du couvain et de la matière à cire.

Avant de pressurer le miel, on doit éplucher soigneusement les gâteaux, en ôter toutes les ordures, les mouches, la vieille cire, les vers et les papillons ; sinon le miel se gâterait ou diminuerait notablement.

Cela fait, on tire le miel des gâteaux de trois façons différentes, qui font autant d'espèces différentes de miel.

La première est celle de *miel vierge* : c'est comme le vin de mère goutte, c'est-à-dire, que c'est le miel qui coule de lui-même, sans expression et sans feu, des gâteaux nouvellement tirés, qu'on pose tout chauds (après les avoir rompus ou coupés) sur une petite claie d'osier, ou sur une nappe suspendue par les quatre coins, sous laquelle on met un vaisseau bien propre pour recevoir le miel.

Le second miel se tire par la presse sans feu, et il est plus épais que le premier. La seconde manière de tirer le miel est donc de prendre les gâteaux tout chauds et bien épluchés, d'en remplir de petits sacs de toile claire, ronds et pointus comme les chausses à hipocras, de les mettre dans une presse, d'en exprimer le miel, qu'on laisse tomber dans un vaisseau mis pour cela sous la presse.

Par la troisième manière, on obtient le miel le moins estimé. Cette manière consiste à ramasser tous les gâteaux vieux ou nouveaux, même ceux qui ont donné le miel vierge, ceux qui renferment la cire et les couvains : on jette le tout dans une chaudière avec un peu d'eau. On fait tiédir le tout, en le remuant sans discontinuer, et,

9..

quand les gâteaux sont tièdes, on en remplit des sacs que l'on presse de la même manière que pour obtenir le miel de seconde qualité.

Quand on n'a point de presse, on se sert du pressoir : chaque pays a sa manière, et il y en a où l'on ne fait que deux sortes de miel, le vierge, et celui qu'on tire des gâteaux chauffés dans l'eau : le premier est blanc, et le second est jaune.

Plutôt on peut tirer le miel, meilleur il est, et plus on en tire. La chaleur du lieu où on le travaille contribue aussi à la quantité.

Le miel commun est jaune, et vient des deux dernières manières de le tirer, il emporte toujours un peu de cire ; et, comme il a passé par le feu, du moins par la presse, et qu'il n'est pas si nouveau que le blanc, qui est presque toujours miel vierge, il est toujours plus âcre, plus laxatif et plus détersif que le blanc : c'est pourquoi on l'emploie dans les lavements et dans les remèdes extérieurs.

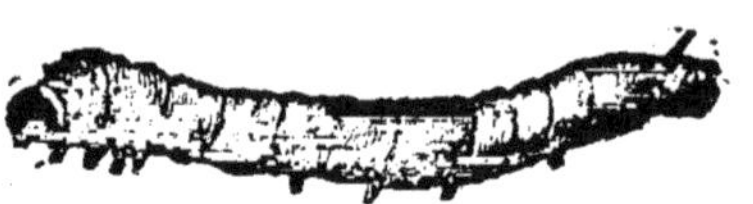

DE L'ÉDUCATION DES VERS A SOIE.

*

CHOIX DE LA GRAINE (OU OEUFS) ET MOYENS DE LA FAIRE ÉCLORE.

En général, toute graine de vers blanche et légère ne vaut rien : il faut donc qu'elle soit lourde, noirâtre, vive, et qu'elle ne passe pas un an. On l'éprouve à l'ongle : si elle se casse en pétillant, et qu'elle jette de la liqueur, c'est une bonne marque, en cas que cette liqueur soit vive, belle et ne coule cependant point ; car, si la graine a été morfondue, elle n'aura ni vivacité, ni lucidité, et si elle coule, c'est une marque qu'elle est pourrie. Après cette épreuve, on met la graine dans du bon vin, pour voir s'il y en a beaucoup de mauvaise : la bonne ira au fond, et la mauvaise nagera : c'est autant d'argent perdu, quand on achète de la graine qui a été gardée plus d'un an.

Il est pourtant fort difficile de n'y être pas trompé dans l'achat, car la couleur vient souvent de celle de l'endroit sur lequel la graine a été faite. La mauvaise, quand on la casse, donne quelquefois de la liqueur ; mais elle est toute blanche, et si légère qu'elle s'évanouit au moindre souffle. La graine de papillons non accouplés aura la couleur et le poids de la bonne graine, et ne le sera pas : de même, celle des papillons sortis de cocons, ou doubles ou chargés seulement de soie à fleuret, ne donnera, quoique belle, colorée et pesante, que des vers qui feront de mauvaise soie ou qui mourront bientôt. Souvent même les marchands nous donnent des graines rôties ou morfondues, où ils n'en mêlent qu'un peu de bonne ; ou bien ils nous donnent des graines de deux ans, qu'ils ont gardées dans des fioles bien bouchées et suspendues près de l'eau dans un puits, pendant le printemps et l'été, pour l'empêcher d'éclore : il ne faut donc compter que sur la graine qu'une personne qu'on connaît sûre aura elle-même faite dans les bons endroits.

On ne prend de graine pour éclore qu'à proportion de ce qu'on a de mûriers. Une once de graine doit donner assez de vers pour consommer les feuilles de six grands mûriers blancs, ou de vingt ou trente petits ; ce qui s'entend des mûriers qui ont été entés ; en sorte que, la feuille des noirs étant plus dure, plus forte et plus nourrissante, on compte un mûrier noir pour trois blancs.

On partage la graine qu'on veut faire éclore par once, ou de deux onces en deux onces.

On met cette graine (trempée ou non) dans une boîte

neuve dont le bois soit mince, et léger haute de deux ou trois pouces et sans odeur, qui ferme aisément, et garnie en-dedans de papier blanc bien sec ; on y mettra la graine un peu éparse et non par pelotons, afin que la chaleur soit égale partout ; et par-dessus la graine on met une autre feuille de papier blanc de la grandeur de la boîte, percée de plusieurs petits trous, comme un crible ; ensuite on place cette boîte entre deux oreillers de plume échauffés médiocrement au feu ou au soleil, le tout enveloppé d'une couverture, et, de temps en temps, on réchauffe la boîte, pour l'entretenir dans une chaleur modérée et égale à celle qu'elle aurait, si elle était exposée au soleil. On peut aussi placer à une certaine distance de la boîte une bouteille d'eau chaude, qu'on doit avoir soin de renouveler de temps en temps, pour entretenir la chaleur égale. C'est à peu près le même degré de chaleur que celle du lit : aussi bien des gens y mettent-ils à côté d'eux la boîte à graine, qu'ils prennent seulement garde de renverser ; et, quand ils se lèvent, ils la laissent à leur place, pendant deux heures que dure la chaleur du lit : après quoi ils remettent la boîte dans les oreillers et couverture qu'ils ont fait chauffer, afin que la chaleur soit toujours la même et ne discontinue point.

On doit être trois jours sans visiter la graine, et le troisième ou quatrième jour on la voit noircir et le ver prêt à sortir. Alors, si on ne l'a pas fait plus tôt, il faut mettre sur la graine un morceau de papier blanc de la largeur de la boîte, percé de petits trous avec des ciseaux ou un poinçon et des feuilles de mûrier bien fraîches, bien sèches et bien propres par-dessus ; puis remettre la boîte comme à son ordinaire. Au bout d'un quart-d'heure, on l'ouvre, et on voit que les vers ont monté à travers le papier, pour chercher leur nourriture aux feuilles de mûriers.

NOURRITURE DES VERS.

Il faut nourrir les vers à soie avec sagesse, mais cependant avec abondance, afin qu'ils fassent vite les productions, et qu'ils soient plus vigoureux ; car ils font leur soie en quarante-cinq ou cinquante jours, quand ils sont bien nourris et bien soignés, autrement ils durent deux mois et plus : les tardifs ne sont jamais si bons, et courent plus de risque.

On doit leur donner à manger deux fois le jour, savoir : à six heures du matin et à six heures du soir, depuis leur naissance jusqu'à leur seconde mue : et trois fois le jour, à six heures du matin, à deux heures après midi, et à dix heures du soir, depuis leur troisième mue jusqu'à la dernière, et depuis la dernière mue jusqu'à la fin de leur vie, quatre, cinq et six fois, à distance d'heure égale et légèrement.

Il faut avoir soin de donner, autant que faire se pourra, leur nourriture tous les jours à la même heure.

Quand on est forcé de nourrir les vers à soie de feuilles de mûriers noirs, on doit ne leur en donner que deux fois par jour, depuis la première mue jusqu'à la quatrième, attendu qu'elles nourrissent infiniment plus que celles de mûriers blancs : après la quatrième mue pendant les cinq premiers jours, trois fois ; et s'il leur survient un appétit extraordinaire, qu'on nomme *briffe*, on leur en donnera quatre fois. En agissant ainsi, ils ne deviendront point *coches*, c'est-à-dire lourds et pesants, et monteront aux bruyères avec vivacité. Ils ont moins besoin d'être nettoyés pendant cet intervalle, attendu que, mangeant toute la feuille, le peu de litière qui se fait est toujours sec et rend peu d'odeur.

On doit se ressouvenir de ne leur point donner de feuilles gâtées, mouillées, ni celles qui sortent de jets effeuillés, encore moins de feuilles qui soient d'âge ou de qualités différentes, je veux dire de nouvelles après de vieilles, ou des feuilles de mûrier blanc mêlées de feuilles de mûrier noir.

MUCES, MALADIES ET MÉTAMORPHOSE DES VERS A SOIE.

Pendant que les vers à soie ont la forme du ver, ils changent quatre fois de peau, de huit jours en huit jours, et ils emploieront trois jours à chaque mue. Tant que la mue dure, ils ne mangent point, sont malades, immobiles, et se tiennent à l'écart sous les bords des tablettes, et cachés sous leurs litières, jusqu'à ce qu'ils aient changé de peau. En Espagne, on nomme *dormilles* ces sortes de maladies.

La maladie les prend ordinairement sept jours après leur naissance, et elle ne dure que deux ou trois jours, s'ils sont vigoureux et de bonne race.

On connaît qu'ils entrent en mue, quand le bout de leur bouche commence à blanchir et la tête à s'enfler, et qu'ils sont plus fermes, plus clairs et plus courts qu'à l'ordinaire.

En sortant de mue, ils sont plus blancs, ont la peau plus tendre et la bouche ridée; et, étant réveillés de leur sommeil, l'appétit et la vivacité leur reviennent, ils mangent durant six ou huit jours, au bout desquels ils recommencent une autre mue, et ainsi jusqu'à la quatrième, qu'ils ont atteint à peu près leur grosseur, et qu'ils doivent bientôt donner la soie.

Il faut nettoyer leurs tables et les changer de litière de trois jours en trois jours, ou de quatre jours en quatre jours, après la seconde mue; et quand la quatrième mue est passée, on doit le faire le plus souvent possible, parce qu'étant sur le point de faire la soie, leur litière les échaufferait trop.

On ne doit point les toucher pendant les mues, mais quand ils en sortent, il faut, 1° tirer les plus éveillés, pour avoir d'eux de bonne soie et de belle graine; 2° donner bien à manger aux vers, dès qu'ils sortent de mue, savoir, deux fois le jour après les deux premières mues, trois fois après la troisième, et, après la quatrième autant qu'ils auront appétit; et, afin qu'ils ne la gâtent pas, on leur en donne cinq ou six fois en vingt-quatre heures, réglement et à égale distance; car les vers ne doivent pas jeûner d'un seul repas, sur-tout lorsqu'ils sont près de monter et de filer. On peut pour les réveiller et les exciter à reprendre le manger, parfumer leurs chambres après chaque mue.

Ces quatre mues sont les maladies naturelles des vers : il en périt beaucoup moins à la seconde qu'au trois autres. Outre ces maladies naturelles, ils en ont aussi d'accidentelles, qui viennent de la mauvaise feuille, de la rigueur des saisons, du peu de soin, de l'incommodité

lu logem.ent, des mauvaises odeurs ou autres choses semblables.

J'ai demandé un lieu bien clos, pour les garantir des
vents, du froid et de l'humidité: on peut y mettre de
la braise bien allumée, quand cela est nécessaire.

Le grand chaud et l'air étouffé leur sont autant contraires que le froid, en quelque saison que ce soit: c'est
pourquoi, en entrant dans la chambre, on doit ouvrir
quelque fenêtre pour la rafraîchir, si on voit qu'elle en
ait besoin.

Quelquefois les vers ne mangent point les feuilles
qu'on leur a données; il faut alors les changer de litière,
leur remettre de nouvelles feuilles et attendre qu'ils les
aient mangées, pour leur en donner d'autres.

Quand on voit qu'ils déclinent, qu'ils ne grossissent pas
et qu'il en meurt beaucoup, on doit changer leurs litières, et frotter leurs planches ou boîtes avec des parfums
et herbes fortes, ou, si on le peut, les tenir enfermés
dans une autre chambre: on doit aussi en séparer les
malades, leur donner de la meilleure feuille, peu et
souvent, afin de les émouvoir, et ne leur en remettre
pourtant qu'à mesure qu'ils en mangeront: il faut les
tenir proprement, et les parfumer d'encens, de benjoin
ou de bonnes herbes odoriférantes, ou plus communément avec du lard maigre; ou bien on peut faire rougir au feu une brique ou une pelle, et jeter dessus du
vinaigre ou du vin; ou bien encore fricasser sur de la
braise, au milieu de la chambre, dans une poêle, sans
eau, de bonnes herbes avec du lard, toutes ces fumées
égaient et guérissent les vers malades: c'est aussi pourquoi on frotte avec des herbes fortes l'aire, les murailles et les tablettes, quand on voit le vers dans quelque disposition à la maladie.

Les signes de leurs maladies sont d'être jaunes, enflés
et tachetés de meurtrissures: aussitôt qu'on s'en aperçoit, il faut les séparer, comme nous venons de le dire,
pour tâcher de les guérir par plus de soins. Ils sont
sujets à jeter une eau jaunâtre; il n'y a pourtant pas à
désespérer de leur guérison, à moins qu'avec cela ils
n'aient les jambes fort enflées et noires sur l'extrémité;
pour lors il faut les jeter aux poules: ils sont très-aisés
à connaître, car les taches de leur dos sont très-appa-

rentes et différentes des autres vers, et ils sont très-molasses un jour ou deux, avant que l'humeur coule de leur ventre et de leurs jambes. Au reste, cette maladie ne se communique point; il faut seulement avoir soin que l'eau qui en coule ne touche point aux autres vers, et ne gâte on n'infecte leur nourriture.

Quand les vers à soie sont attaqués de la jaunisse ou autre mauvaise couleur, qui vient souvent d'un simple brouillard du matin, on parfume leur chambre avec du thym qu'on fait brûler dans un réchaud; et, sans leur donner des feuilles, on ouvre au bout d'une heure les fenêtres du côté opposé au vent; les vers s'éveilleront alors : un quart-d'heure après, on referme les fenêtres, et on leur donne de la feuille un peu moins que de coutume : au bout de quatre ou cinq heures, ils reprennent leur couleur et leur vivacité.

Il ne faut pourtant pas juger les vers malades sur la couleur de la peau; car il y en a qui sont naturellement d'un gris obscur, couleur de musc, et qui sont les meilleurs de tous : il s'en trouve beaucoup dans les graines d'Espagne.

Les vers qui, sans être prêts à faire leurs mues, vont toujours sur les bords, et qui sont luisants et verdâtres à la deuxième et troisième mue, doivent être jetés aux poules, aussitôt qu'on les connaît; car ce sont ceux qu'on appelle *luzettes*, qui ne passent pas la quatrième mue sans crever.

La fumée de la plupart des cornilles, celle des cornes, de crin, de vieux souliers, *etc.*, fait mourir les vers à soie plus vite que l'eau.

Quand les vers à soie sont malades, il ne faut pas nettoyer leurs ordures, parce qu'elles leur donnent de la chaleur, et ce serait les interrompre en vain; au lieu que, quand ils sont sains et éveillés, on doit les nettoyer et changer leur litière de trois en trois jours; et plus ils grossissent, plus il faut les mettre au large.

Six ou huit jours après la quatrième mue, et au bout d'environ six semaines de vie, les vers sont proches de leur maturité, et ils donneront bientôt la soie, sans aucune assistance, s'ils trouvent des lieux propres pour s'y loger. Le ver en cet état se nomme *ver en fraise.*

On l'appelle ainsi quand il est en disposition de mûrir parfaitement, de cuire, digérer et vider ce qu'il a amassé, et de former la soie.

En effet, si on déchire un ver à soie, quand il n'est encore que dans sa quatrième mue, quoiqu'il soit gros et plein, on n'y trouve que du ver de mûrier avec une aquosité indigeste; mais, si on en déchire un autre, lorsqu'il est en fraise, on verra la matière de la soie formée, un jaune clair et transparent, gluant et tenace.

Il faut prendre garde que dans les jours d'éveil qui suivent la quatrième mue, les vers jettent souvent sur leur litière quelques brins de soie qui trompent bien des gens; en ce que, croyant les vers mûrs à ce seul signe, ils les mettent dans les cabanes dont nous allons bientôt parler, pour faire filer et jeter la soie; mais ils y jaunissent et meurent faute d'air, dont ils ont principalement besoin dans les derniers jours, parce que la soie qu'ils ont dans l'estomac, et qui est une matière nerveuse, semblable à la gomme ou poix de Bourgogne, leur cause une chaleur extraordinaire, et se convertit en une vilaine eau jaune; et, comme cela ne vient que d'avoir mis les vers dans un lieu trop sombre et trop étouffant, on doit bien se garder de les presser à la montée : il faut au contraire, sur les derniers jours, après leur quatrième mue, les changer souvent de litière et leur donner de l'air.

On connaît qu'ils sont en leur maturité, quand cinq, six, huit ou dix jours après leur quatrième mue, selon qu'ils sont forts, ils commencent à quitter leur couleur blanche : la tête devient flétrie, la queue large et épatée; tout le corps s'enflamme autour de la gorge; vers la tête, il semble se former un nez et des yeux; leur museau devient plus pointu; leurs cercles, de verdâtre, prennent la couleur jaune d'or, qui est celle de la soie, qui se forme et s'augmente en couleur dans leur estomac, et en chasse peu à peu la mangeaille, qui faisait cette couleur verte, qui se change extérieurement, ou en ce jaune d'or ou en couleur de chair, principalement sur la queue de ces vers. Aussi ne sont-ils plus reconnaissables, surtout quand on les voit courants parmi la troupe, sans tenir compte de manger, quoiqu'ils allongent leur museau pointu, au bout duquel on voit,

au grand jour un petit brin de la soie que ces signes
font connaître qu'ils veulent jeter. Ils sont alors clairs,
transparents et très-mollets, mais d'une mollesse qui a
une consistance fort tendre et douce. Ils se plient et
s'entortillent facilement autour des doigts : quand on les
prend, leurs jambes s'attachent fortement, et sont un
peu piquantes et plus tenaces que celles des vers qui ne
sont pas mûrs. Ils diffèrent des malades, en ce que la
mollesse de ceux qui sont en maturité est accompagnée
d'une fermeté qui marque quelque chose de substantiel
dans l'estomac ; au lieu que la mollesse des malades
n'est qu'une eau corrompue : ils ont les jambes pâles et
tachetées, courtes et enflées ; et les vers mûrs les ont
couleur de chair, transparentes et quasi-velues.

C'est à ces marques d'une saine maturité qu'on reconnaît sûrement que les vers veulent monter et filer
la soie.

Ceux qui sont vigoureux sont quatre ou six jours en
fraise avant que de rendre leur soie, et les faibles en
sont huit.

Dès qu'ils entrent en fraise, il faut les tenir au large
et proprement ; autrement, la grande chaleur et l'humidité qui sont en eux, les feraient pourrir. Il faut leur
faire bonne litière, et leur donner de la feuille forte et
en abondance, d'heure à autre, jusqu'à sept à huit
heures du soir, et bonne provision pour la nuit. On ne
peut presque pas les rassasier, parce qu'étant en état
de parfaite santé, et au plus fort de leur chaleur naturelle, ils digèrent beaucoup, et convertissent presque
tout en soie. S'ils étaient malades, il faudrait leur donner moins de nourriture à la fois.

Le troisième état du ver à soie est de filer sa soie,
bâtir son cocon, s'y ensevelir et s'y transformer en fève,
et de là en papillon.

Nous venons d'expliquer quels sont les signes de la
maturité des vers à soie : ainsi, il faut maintenant son-
ger à les loger, pour qu'ils travaillent à leur aise.

Les lieux ou les vers doivent jeter leur soie, bâtir
leur cocon, et y devenir fève, doivent être circulai-
res, pour contenir une coque grosse comme un œuf, et
une espèce de toile d'araignée que le ver forme avant
sa coque.

Ceux qui n'ont point beaucoup de vers à soie, pourront les mettre filer dans des cornets de papiers, dans des coins de boîte, et autre part, où le ver puisse se poser et joindre ses boules de soie, au moins de deux côtés opposés ; car, pour l'araignée qu'il jette d'abord, il n'observe point d'ordre, comme il fait pour le cocon.

Mais, quand on a quantité de vers, dans l'entre-deux de chaque étage des tablettes à vers, dont nous venons de parler, on leur fait avec des rameaux des cabanes, ou espèces d'allées couvertes, qui se terminent en voûte contre la planche de la tablette supérieure, afin que les vers puissent monter jusqu'au haut, et se loger sur l'entre-deux de chaque voûte, ou dans les vides qu'ils trouveront dessus. Les rameaux qu'on prendra pour faire ces allées seront de châtaigner, genêt, bruyère, sarment de vigne, ou autres semblables. Ils doivent n'avoir aucune disposition à reverdir, être bien nettoyés de toute ordure, bien séchés au feu ou au soleil, sans odeur, et n'avoir ni épine, ni chose piquante qui puisse incommoder les vers qui y monteront ou qui en tomberont. Ils ne se plaisent guère sur le bouleau, parce que son écorce est rude et son odeur aigre : les vers y réussissent pourtant fort bien, pourvu qu'on leur ait mis des rognures et pelures d'osier, que quelques branches un peu fortes éléveront et soutiendront.

Pour faire ces allées couvertes, on prend donc de ces rameaux, on en lie ensemble gros comme le poignet par le bas, ainsi qu'on fait aux balais et on coupe le bout d'en haut et celui d'en bas avec une serpe : ensuite on les met debout dans l'entre-deux de chaque étage des tablettes ; et, comme nous avons dit qu'il devait y avoir un pied et demi ou deux pieds de hauteur entre chaque tablette, les rameaux seront plus haut d'un demi-pied, afin de les y faire entrer à force, pour qu'ils fassent le ceintre par le haut. A un pied et demi de distance du premier rang de rameaux, on en placera un second rang, dont les branches viendront joindre celles du premier rang, pour former l'allée voûtée ; ensuite on en recommencera une seconde, en joignant au deuxième rang de ces rameaux un troisième, dont les cîmes seront tournées du côté opposé, et on continuera ainsi les allées jusqu'au bout de chaque planche , et, de planche en planche, jusqu'au bout de l'atelier ; en sorte qu'en mettant des pelures d'osier sur les voûtes de ces branches, les vers y trouveront leurs petites loges. On appelle cabanes tout ce petit édifice de ramées.

En suivant les dimensions ci-dessus, chaque cabane sera large d'un pied et demi, et longue de trois pieds, qui est la profondeur des tablettes : il pourra tenir dans chacune de ces cabanes autant de vers que deux assiettes bien pleines en pourront contenir.

Ainsi, quand on voit que les vers ont des signes de maturité expliqués ci-dessus, et que les lieux sont préparés, on y étend les vers sur des feuilles de papier bien nettes, qu'on aura mises sur l'aire des cabanes, sans le nettoyer ni changer davantage ; mais on leur donne jour et nuit, et de deux heures en deux heures, de la meilleure feuille qu'il y ait, et qu'on leur doit avoir gardé pour ces derniers jours : il faut avoir soin de leur donner de la fraîcheur, et les garantir des grandes froidures.

Il y a deux sortes de vers qui font la soie : les uns sont longs, et les autres courts. Les premiers sont plus propres à monter aux cabanes ; les autres ont les pieds raccourcis et se laissent tomber, en y montant : c'est pourquoi il faut les mettre à part dans des cornets de papier, pour leur faciliter le travail.

La quatrième métamorphose du ver à soie est le papillon. Dix-huit ou vingt jours après avoir commencé leurs cocons, ils les percent et s'envolent. Dès que ces papillons sont éclos, il faut les prendre sans les serrer, et les mettre, chaque mâle avec sa femelle, sur des feuilles de noyer, ou sur quelque vieille étoffe bien rase et noire, soit serge, burat (gros drap dont plusieurs religieux s'habillaient), ou autre ; le camelot est encore meilleur : ou bien on les met sur des clayons de jonc, ou sur une table, et on facilite leur accouplement, en les approchant l'un de l'autre. Les naturalistes ont observé que le papillon ver à soie fait cent trente vibrations durant le coït.

Les vers à soie doivent rester appariés l'espace de cinq à six heures, avant de rendre la graine ou œufs, s'ils se dépariaient avant ce temps, il faudait les rejoin-

re, et ne pas laisser jeter les femelles, et saillir les
mâles à différentes reprises. Au reste, un second accouplement ne vaut rien, parce que le mâle et la femelle
n'ont plus assez de vigueur, et, par conséquent, la
graine en est moins bonne.

On ne doit pas non plus toujours attendre qu'ils se séparent d'eux-mêmes, mais il faut, au bout de six heures, les déparier avec adresse, sans les beaucoup presser ; car quelquefois ils tiennent si fort ensemble, qu'ils
ne se détacheraient pas encore d'eux-mêmes au bout de
vingt-quatre heures ; et n'ayant presque plus de temps
à vivre, la femelle en est très-endommagée, et la
plupart de ses œufs sont perdus.

Aussitôt qu'ils seront désacouplés, il faut jeter le mâle, parce qu'il n'est plus bon à rien, et ne ferait que
gâter la graine : quant à la femelle, dans l'instant
qu'elle est séparée du mâle elle jette par le fondement
une autre eau qui vient de la semence du mâle, qui est
blanche ; ensuite elle jette ses graines en œufs avec activité : ils en sortent (ces petits œufs) avec une humeur
gluante, qui les fait tenir où ils se trouvent posés. C'est
pourquoi j'ai dit qu'il faut faire jeter les papillons plutôt
sur des clayons de jonc ou sur des étoffes bien rases, que
sur du papier ou du linge, parce qu'on aurait de la
peine à les détacher, sans les crever. On en vient pourtant about, en les laissant sur le linge, papier ou autre
chose, à laquelle ces graines se sont attachées ; et
quand il est temps de les mettre couvert, on les en détache sans y mêler de poil : on se sert pour cela d'un
couteau, qui ne soit point trop pointu, ou d'un sou
marqué, manié légèrement pour ne les pas crever ; et
on met un grand drap tout autour pour recevoir celles
qui s'écarteraient. Si on a fait jeter aux papillons leur
graine sur des feuilles de noyer, quatre heures après
qu'elle est jeté il faut frotter cette feuille entre les mains,
et elle se détachera sans se casser ; ou, pour le mieux,
on fait bien sécher les feuilles afin de les réduire aisément en poudre, et d'avoir la graine seule et nette.

La graine en sortant du papillon, est blanche ou jau
ne : elle devient verdâtre dans la journée, puis rouge,
et, peu à peu, elle prend ordinairement la couleur
grise, qu'elle conserve toujours. La plus colorée de gris

obcur est la plus belle, la plus vendable et la meilleure : c'est pourquoi j'ai dit de prendre des étoffes noires, pour que les papillons qui jettent dessus donnent des graines plus tachetées. Les céladons sont encore plus estimées ; et celles qui ne quittent point leur blancheur passent pour ne rien valoir.

Chaque femelle donnent trois cents graines ou environ, parce qu'il y en a qui meurent, avoir d'avoir tout rendu.

DE LA SOIE.

La soie crue est celle que l'on tire sans feu, qu'on dévide sans faire bouillir les cocons, et qu'on incise pour en faire sortir le ver, quatre ou cinq jours après qu'il a acquis sa perfection. Cette soie est fort pure ; mais il est important de la séparer de la première enveloppe extérieure, et de la pellicule qui enveloppe le ver. On ne mêle jamais la soie crue avec la soie cuite.

La soie cuite est celle que l'on fait bouillir pour la dévider plus facilement.

Les cocons étant détachés huit ou dix jours après leur perfection, ainsi que nous l'avons dit, on mettra d'un côté tous les bons, qui donneront la soie fine et déliée, et d'un autre côté tous ceux qui seront doubles, faibles, grossiers ou mal bâtis : ces derniers ne donnent qu'une soie grossière. Cependant, comme il ne se trouve ordinairement de cette soie grossière que deux ou trois livres sur trente, il arrive souvent que le tireur mêle le tout : mais, s'il en agit ainsi, il doit avoir bien soin d'ôter des écheveaux tout le fleuret qui s'y peut trouver.

Quand on a ôté, comme je l'ai dit, tout le fleuret qui enveloppe les cocons, on tire la soie aussitôt que les cocons sont déramés, pour prévenir la sortie des papillons, ou à loisir, si on a étouffé les cocons.

La soie des cocons qui n'ont point été étouffés est plus belle et plus lustrée, et il vaut mieux la tirer aussitôt que les cocons sont détachés, parce qu'en les gardant, outre le danger qu'ils courent d'être brûlés, il y a toujours du déchet, parce que la gomme que le ver rend avec la soie s'endurcit, se perd, et la rend moindre et plus difficile à tirer.

QUATRIÈME PARTIE.

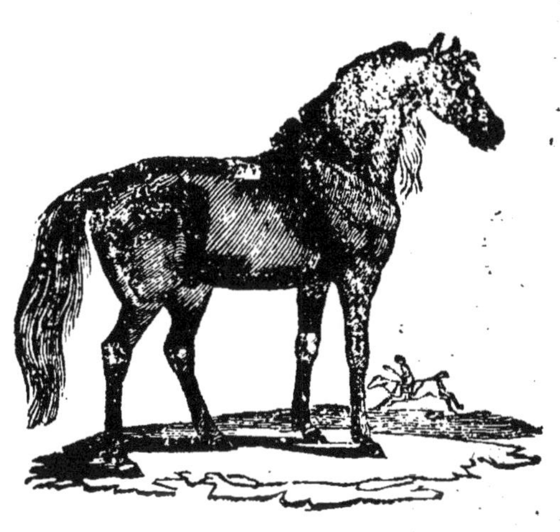

PRÉCIS SUR LES CHEVAUX ET LES BÊTES DE SOMME.

Le cheval est sans contredit le plus beau des quadru-
pèdes, et le plus utile à l'homme. Il aurait donc dû tenir,
dans cet ouvrage, la première et la plus large place.

Mais, alors même que nous lui eussions consacré la moitié de ce volume, cela n'eût pas suffi pour donner un traité complet de ce noble animal. Nous avons donc préféré n'en parler ici que d'une manière sommaire, et renvoyer les personnes que ce précis ne satisferait pas à notre *Nouveau Maréchal-expert* (*), qui est, de l'avis des amateurs et des gens de l'art, le plus complet que l'on ait publié jusqu'à présent sur cette matière.

CHOIX DU CHEVAL.

Il est d'abord important, lorsque l'on veut acheter un cheval, de s'assurer qu'il ne boite point, et pour cela, il faut le faire trotter en main. Si le cheval boite, il marque tous les temps du trot avec la tête, et appuie plus fortement et plus long-temps sur la jambe saine que sur la jambe malade. Il y a cependant des chevaux qui marquent aussi les temps du trot avec la tête, sans être boiteux ; on les nomme boiteux de la bride, et c'est-là une défectuosité, bien qu'elle soit moins grave que la première.

Il faut ensuite examiner la bouche du cheval pour en rechercher les défauts, et s'assurer de son âge.

Le poulain, en naissant, a ordinairement six dents molaires à chaque mâchoire. Au bout de dix jours, les pinces commencent à paraître, ainsi que les mitoyennes. Les coins ne sortent qu'au bout de quatre mois, et le poulain se trouve alors avoir six dents incisives à chaque mâchoire ; ce sont les dents de lait. Elles tombent de deux ans et demi à trois ans. Les secondes molaires et les mitoyennes tombent à trois ans et demi.

A quatre ans, le cheval a six dents molaires de chaque côté ; cinq de cheval et une de lait. Presque dans le même temps, ces deux dernières tombent, ainsi que les coins.

Les crochets commencent à percer à cinq ans, et le cheval a alors quarante dents.

Pour ce qui regarde la mâchoire inférieure, à six ans,

(*) Un vol. in-12, à Limoges, chez le même Libraire.

les pinces sont usées ou rasées ; à sept ans, les mitoyennes sont rasées ; à huit ans, les coins sont rasés.

Quant à la mâchoire supérieure, les pinces rasent à
neuf ans, les mitoyennes à dix, les coins de onze à
douze.

Passé douze ans, un cheval est hors d'âge.

Le cheval de selle doit avoir les épaules plates et mo-
biles ; le cheval de trait doit les avoir grosses, rondes et
charnues. Il est assez difficile de reconnaître les défauts
que les chevaux ont dans les yeux, une prunelle petite,
longue, étroite, couronnée d'un cercle blanc, annonce
un mauvais œil : lorsque ce cercle est bleu ou vert, la
vue est trouble, et le cheval ne peut tarder à devenir
aveugle. L'œil est sain, quand on voit, à travers la
cornée, deux ou trois taches noirâtres au-dessous de la
prunelle.

Le bidet doit avoir la tête légère, les jambes renfor-
cées et un bon pas.

NOURRITURE DU CHEVAL.

Il faut proportionner la nourriture du cheval à sa taille
et au travail qu'il fait. On doit préférer le foin de la
première coupe au regain : la trop grande quantité de
foin, surtout de celui récolté dans un terrain bas et
marécageux, ne vaut rien aux chevaux et les rend pous-
sifs. La paille de froment, hachée et mêlée avec un peu
de bon foin, est une excellente nourriture. Pendant l'été,
il faudra mélanger cette paille avec le fourrage vert,
afin que les chevaux le mangent moins vite.

NOURRITURE ET PANSEMENT DES CHEVAUX EN VOYAGE.

Avant que de partir, il est nécessaire de voir si les
housses, selles, mors, brides, et le reste du harnois,
sont en bon état et les chevaux bien ferrés. S'ils sont
sensibles aux mouches, on doit avoir de plus la précaution de leur faire faire un bec sous le milieu de la
pince de chaque pied de derrière, afin que, comme ils

10

les portent souvent au ventre pour chasser les mouches ;
et qu'ils posent rudement le pied à terre, ils ne se défer
rent point. On dit qu'en frottant le poil des chevaux et
mulets de suc de feuilles de courge, les mouches ne les
approchent pas.

Il faut ménager les chevaux en route, surtout dan
les premières journées. La bonne maxime est de les
mettre d'abord en haleine, et, de jour en jour, augmenter peu à peu leur course. S'ils sont fatigués et
maigres, il est inutile et même dangereux de les exposer en voyage, avant qu'ils soient rétablis.

On laisse boire le cheval dans le premier ruisseau ou
rivière qu'on trouve sur la route, et cela sur les six à
sept heures en été, et sur les huit ou neuf heures en
hiver. Il est de la prudence de celui qui le fait boire de
lui rompre souvent l'eau, afin qu'il ne boive pas tout
d'un trait. Quoiqu'un cheval ait chaud et qu'il sue, on
peut le faire boire, s'il a encore bien du chemin à faire
jusqu'à l'hôtellerie, pourvu qu'il ne soit pas hors d'haleine ; il en aura plus de courage et se portera mieux.
Si le chaval a chaud après qu'il a bu en chemin, il faut
doubler le pas au sortir de l'eau, ou prendre le petit
galop, afin que l'eau qu'il a dans le corps ne lui fasse
point de mal, et qu'elle s'échauffe par le mouvement
qu'il se donnera.

La maxime de faire boire un cheval dans la journée,
lorsqu'on est en voyage, est très-bonne ; mais, lorsqu'il
est arrivé à l'écurie, s'il a chaud, on tarde quelque
temps à le faire boire ; car, s'il buvait d'abord, il courrait risque d'avoir des tranchées, qui seraient mortelles.
Quant aux chevaux de carosse ou de trait, cela est différent, et on ne s'avise pas de faire arrêter le carrose ni
le labour, pour les faire boire tout harnachés : c'est pourquoi on les fait boire dès le grand matin et aux deux
autres repas seulement.

Quelques-uns prétendent qu'il ne faut guère donner
d'avoine aux chevaux les premières journées qu'on se
met en chemin, et que c'est assez de quatre ou cinq
picotins : quand ils sont une fois en haleine, on peut leur
en donner huit, sans craindre qu'ils en prennent du
dégoût.

La première et la seconde journée que l'on est en

voyage, quelquefois les chevaux ne font que tâtonner leur avoine ; il faut la leur ôter pour cette fois, et leur donner du son mouillé. Si le cheval est véritablement dégoûté, il est bon de lui donner une once de thériaque ou d'orviétan, délayé dans du vin, et ensuite le tenir bridé pendant une heure.

A mesure qu'on approche du gîte, on doit avoir le soin de faire marcher le cheval à petits pas, afin qu'il ne soit pas échauffé en arrivant à l'écurie. Si on veut cependant se presser d'arriver, aussitôt qu'il sera au gîte, il faudra le promener en main au petit pas, et lui laisser prendre haleine, jusqu'à ce que son sang soit ralenti : de cette manière il n'y aura rien à craindre. Au contraire, si c'est en hiver qu'on voyage, et qu'il fasse bien froid, il faudra couvrir le cheval d'une bonne couverture, le promener à l'abri du vent, et ensuite le mettre à l'écurie.

Si le cheval n'a presque pas chaud lorsqu'il est arrivé au gîte, il faut tout d'un coup l'attacher au ratelier, sans le débrider qu'il n'ait repris haleine et qu'il ne soit presque sec. Pendant ce temps-là, on le dessangle, on lui ôte la croupière, on lui lâche le poitrail, et on met de la paille sous les panneaux, entre le cheval et la selle ; cela le rafraîchit et lui fait plaisir : ensuite on lui fait bonne litière de paille fraîche, pour l'obliger à uriner. Il faut dans la traite laisser uriner un cheval, quand il marque en avoir besoin ; il est bon même de l'y solliciter. On observe le contraire à l'égard des juments ; car, lorsqu'elles urinent en route, cela diminue leurs forces.

La première chose que l'on doit faire, lorsqu'on est arrivé à l'écurie, c'est d'ôter le vieux foin du ratelier, et de nettoyer la mangeoire.

S'il se trouve en chemin un beau gué, et qu'il ne soit qu'à un quart-d'heure du gîte, il est bon d'y faire passer et repasser le cheval deux ou trois fois, sans l'y laisser tremper le ventre ; mais, si on ne l'a pas fait, aussitôt que les chevaux sont arrivés à l'écurie, on doit leur laver et bassiner les jambes avec de l'eau de puits, sans toucher au ventre et quand ils sont attachés au ratelier, et que leur sueur est presque passée, quoique bridés, s'ils commencent à tirer du foin, c'est une bonne marque, principalement quand ils ne battent pas du flanc :

alors on leur ôte la bride, et on leur laisse manger leur foin à leur aise. C'est pour faire venir l'appétit aux chevaux, qu'on les tient bridés dans l'écurie quelque temps après qu'ils y sont arrivés.

Quand leur chaleur est ralentie, on leur donne à chacun un demi-boisseau de son de froment mouillé, qu'on met dans la mangeoire; on les débride ensuite pour les laisser manger : cet aliment, ainsi préparé, les rafraîchit, les délasse et leur ouvre l'appétit.

On leur donne l'avoine quand on les a abreuvés : d'autres la leur donnent auparavant.

Il y a des chevaux qui ont les pieds cassants, et la corne sèche et sujette à éclater : il faut leur frotter ces parties avec du beurre, de l'huile et du sain-doux, dont on fait un onguent qu'on emploie à froid. On se sert encore de vinaigre et de sel, ou d'eau-de-vie, ou de vin chaud mêlé de vieux-oing, ou bien on se contente de leur frotter la jambe à froid avec de la lie de vin.

Voici un autre remède expérimenté pour désenfler les jambes d'un cheval, au retour d'un voyage, et les lui délasser. On fait bouillir de l'eau dans un chaudron, et on y met des cendres de feu toutes rouges; il faut qu'elles soient de sarment, de noyer ou de chêne; on laisse bouillir le tout jusqu'à ce qu'il ne reste que le tiers de l'eau; on l'ôte ensuite de dessus le feu, on en écume les charbons, en on la laisse refroidir jusqu'à ce qu'elle soit un peu plus que tiède. Cela fait, on en frotte fortement avec la main les jambes du cheval; ensuite on charge ces parties de la cendre, qu'on y laisse jusqu'au lendemain, sans mener le cheval à l'eau ni le sortir de place.

Autre manière. On prend deux pintes de vinaigre, on les met chauffer dans un poêlon; et, aussitôt qu'il commence à fumer, on y jette quatre petits tas de cendres rouges de bois neuf; on laisse bouillir le tout un demi-quart-d'heure, après, on l'ôte de dessus le feu, et, lorsqu'il est tiède, on en lave les jambes des chevaux. C'est assez d'une pinte de vinaigre pour un cheval.

Les chevaux étant donc à l'écurie et dessellés, on en met les selles au soleil, pour en faire sécher les panneaux; ensuite on les bat avec une gaule, pour les empêcher de durcir : en hiver, on les fait sécher au feu.

Il est encore très-important pour la santé d'un cheval

lorsqu'il est dessellé, de le manier par-tout où la selle a posé, pour voir s'il n'y a point quelque foulure qui provienne de la selle, afin de la faire rembourrer à l'endroit où elle blesse le cheval.

Lorsqu'un cheval a été une heure ou deux dessellé, on connaît mieux les endroits qui ont été foulés, d'autant qu'ils enflent à mesure qu'ils refroidissent.

S'il y a enflure sans ouverture, il faut prendre quatre ou cinq blancs d'œuf, les mettre dans un plat, y ajouter un gros morceau d'alun, et battre le tout jusqu'à ce qu'il devienne en écume, dont on frotte l'enflure.

RACES DE CHEVAUX.

Les principales races de chevaux sont : les chevaux arabes, les chevaux barbes, les chevaux espagnols, les chevaux anglais, les chevaux français, les chevaux d'Italie, les chevaux danois, les chevaux allemands, les chevaux de Hollande, les chevaux de Tartarie, et les chevaux d'Islande.

DES DIFFÉRENTS POILS DES CHEVAUX.

Les différents poils sont l'alezan, l'alezan-bai, l'alezan poil de vache, l'alezan clair, l'alezan brûlé, l'alezan obscur ; l'auber ; le bai, le bai-clair, le bai-doré, le bai-brun, le bai-miroité ; le blanc ; l'étourneau ; la fleur de pêcher ; le gris-tisonné, le gris-pommelé, le gris-argenté, le gris-tourdille, le gris-sale, le gris-brun, le gris-rouge ; l'isabelle, l'isabelle-doré ; le louvet ; le mille-fleurs ; le noir-jais, le noir-sale ; le pie, le pie-noir, le pie-bai, le pie-alezan, le porcelaine ; le rouan, le rouan-vineux ; le rubican ; le soupe-au-lait ; le souris ; le tigre ; le truité ; le zaïn.

FERREMENT DU CHEVAL.

Il y a quatre règles principales pour ferrer les chevaux qui ont de bons pieds, savoir : pince devant, talon derrière ; n'ouvrir jamais les talons , employer les clous les plus déliés de lame ; faire les plus légers , selon le pied et la taille du cheval.

Indépendamment de ces quatre règles principales , il en est quelques autres fort importantes , ainsi :

Le fer doit porter justement sur la corne, car s'il portait sur la sole , qui est une corne plus tendre, il ferait boiter le cheval. C'est pour la même raison qu'il ne faut pas qu'il soit bordé en dedans, ni étempé trop gras , c'est-à-dire les clous percés trop en dedans.

Il ne faut pas que les clous soient brochés plus haut les uns que les autres ; mais également, en rond, de crainte que quelque clou , étant trop élevé, ne serre la veine qui entoure le pied.

Quand les trous sont brochés , il faut bien les river , afin que le cheval ne se coupe pas , ce qui arrive aux chevaux vieux ferrés, auxquels les clous s'enfoncent dans le fer , à mesure qu'il s'use , ce qui fait sortir les rivets.

Lorsque le cheval est ferré , il faut raper le pied tout autour , afin de l'unir et de lui donner une forme ronde et égale, et d'émousser les pointes des rivets qui pourraient déborder. Il est bon de remarquer que les pieds de certains chevaux sont si durs et si secs, qu'on ne peut brocher un clou , sans qu'il coude : avant de ferrer ces chevaux, il faudra leur tenir les pieds de devant dans la fiente mouillée, pendant six heures au moins, afin d'en attendrir la corne.

Presque tous les maréchaux ont l'habitude de brûler les pieds avec un fer chaud, afin qu'ils soient plus aisés à parer ; c'est une fort mauvaise méthode au moyen de laquelle on dessèche le pied, on l'affame et on en ôte la substance. Cependant, comme pour les chevaux de trait, on est obligé de mettre un pinçon à la pince de fer, lequel pinçon est un retour de fer qui entre dans la pince du pied, afin d'entretenir le fer droit et l'empêcher de se jeter en dedans ou en dehors, ce qui ferait que le cheval se couperait et se déferrerait ; on ne peut dans ce cas se dispenser de faire chauffer ce pinçon, afin qu'il puisse s'enfoncer dans la corne.

CROISEMENT ET AMÉLIORATION DES RACES.

Cet article demande de longs développements en raison de sa haute importance, et des observations nombreuses qui ont été faites depuis quelques années, nous croyons ne pouvoir mieux faire que de renvoyer nos lecteurs à notre *Nouveau Maréchal expert*, dans lequel nous avons donné à ce sujet tous les développements nécessaires.

MALADIES DES CHEVAUX.

Le cheval, quelle que soit la race à laquelle il appartienne, est exposé aux maladies suivantes :

Abcès ; amputation de la queue ; arêtes, ou queues de rat, grappes, peignes ; asthme ; atteintes ; avant-cœur ; aphthes, ou chancres de la bouche ; avives. — Barbes, lampas ; barres blessées ; bleime ; blessures ; blessures au pied. — Capelet ; castration ; cerises ; chancres ; charbon ; coliques ; constipation ; contusion, ou coups ; convalescence ; corps ; courbature ; cours de ventre ; crapaud, ou fisc ; crapaudine ; crevasses. — Dartres, pustules ; digestion défectueuse ; dyssenterie, ou gras-fondure. — Eaux aux jambes ; écart, ou effort d'épaule ; cheval épaulé ; efforts, entorse, tour de bateau, mémarchure ; encastreture, pour le ferrage ; enchevêtrure ; engorgement des jambes, gonflement ; éparvin ; érysipèle ; esquinancie, étranguillons. — Faiblesse, maigreur ; farcin ; fatigue ; ferrage ; fièvre ; fluxion ; forme ; fortraiture ; fourbure ; fourchette pourrie ; fourmillère ; fusée, sur-os. — Gale, teigne ; ganglion ; gangréné ; gourme ; graisse des jointures. — Hémorrhagie ; hydropisie. — Inflammation. — Jardon ; javart ; jaunisse. — Langue coupée ; loupe ; lunatique. — Malandre ; mal de cerf ; mal de taupe , ou de nuque ; mal de feu , ou d'Espagne ; mal de tête , isolé ou contagieux ; maladies des poulains ; maux de reins ; maux d'oreilles ; maux d'yeux ; matière soufflée au poil ; molette ; morfondure , rhume ; morsures venimeuses , piqûres d'insectes ; morve ; musaraigne. — Nerferrure. — Ognon ; onglet ; osselets. — Pissement de sang; plaies, suppuration ; pousse ; pulmonie et péripneumonie. — Quartiers (faux). — Rage ; rétention d'urine ; rhumatisme ; rouvieux. — Seimes ; solandres ; sole (maladies de la) ; Sueurs. — Tendons ; toux ; tranchées ; transpiration arrêtée ; traversine: tumeurs. — Ulcères. — Varice; vers; vertige ; vessignon.

SYMPTÔMES GÉNÉRAUX DES MALADIES DES CHEVAUX.

Les symptômes généraux qui annoncent qu'un cheval est malade, sont :

Dégoût; tristesse; tête basse ; langue sèche ; poil hérissé ; le cheval ne fléchit pas les reins , lorsqu'on le pince à cet endroit; fiente sèche , et par marrons plus détachés qu'à l'ordinaire; urine rouge; urine claire comme de l'eau; palpitations du cœur , battement du cœur et des artères plus faible qu'à l'ordinaire ; le cheval se lève, se couche et semble ne pouvoir trouver une position qui lui convienne ; le cheval regarde souvent son flanc, et plus souvent un côté que l'autre; écoulement d'humeur par les narines ; marche chancelante ; vue triste, abattue, et yeux larmoyants ; difficulté d'uriner , le ventre du cheval est balonné; battement des flancs et difficulté de respirer.

Dès qu'un cheval est malade, il est prudent et presque toujours indispensable d'appeler un artiste vétérinaire; cependant il est des remèdes généraux qui conviennent dans toutes les maladies. Ainsi, il faudra retrancher le foin, mettre le cheval à l'eau blanche; c'est-à-dire à l'eau dans laquelle on aura fait bouillir du son ; on saignera le cheval, on lui donnera des lavements adoucissants et des breuvages faits avec des plantes émollientes, telles que la mauve, la guimauve, la pariétaire, la mercuriale, la branc-ursine (acanthe), l'aigremoine, la laitue, et l'on tiendra l'animal bien couvert et très-chaudement.

Les maladies incurables, et pour lesquelles, par conséquent, on se dispensera de tout traitement, sont : la pierre dans les reins ; l'hydropisie de poitrine ; l'hydropisie du ventre; la hernie; le bézoard dans les intestins; l'estomac crevé; diaphragme crevé ; mauvaise haleine ; bouche mousseuse; pulmonie invétérée.

DE LA SAIGNÉE.

La saignée étant l'une des opérations qui se pratiquent le plus fréquemment sur les animaux, tant comme moyen curatif que comme moyen préservatif, nous trouvons convenable d'indiquer à quelles veines on les saigne, et pour quel motif. Ainsi on saigne le cheval 1° de la veine du sommet de la tête, pour dissiper les assoupissements, léthargies, et difficultés de l'ouïe : cette saignée apaise aussi la douleur des yeux, en détournant le cours des humeurs.

2. De la veine qui est à quatre doigts au-dessous des grands coins des yeux, nommée le larmier, pour décharger les humeurs tombées sur les yeux.

3. Du cartilage qui sépare les naseaux dont on tire du sang en le perçant de part en part avec la lancette, pour divertir les humeurs qui causent les avives.

4. De la pointe du nez, pour toutes les maladies du cheval, après qu'on a purgé la partie éloignée : elle est très-utile quand la vue est troublée et chargée d'humeurs.

5. De la veine du troisième sillon du palais, au milieu des deux dernières dents de devant, pour guérir le lampas, la palatine, les échauffures de la bouche, pour faire revenir l'appétit, et généralement pour tous les maux de tête; et quoiqu'on ne doive pas tirer du sang aux chevaux châtrés et aux poulains, sans une grande nécessité, on peut leur en tirer de cette veine pour en décharger la tête et les yeux.

10..

6. De la veine de dessous la langue, pour tous les maux de bouche, de la gorge, des avives, et pour l'esquinancie.

7. De la veine de la partie antérieure de la lèvre-basse, pour soulager le poussif, l'avant-cœur, l'étranguillon et les échauffures de la bouche, et pour guérir les pustules et cirons qui viennent sur la lèvre.

8. De la veine des deux côtés du poitrail, située à l'endroit où l'épaule se joint avec le sous-bras appelé *Incontri*, ou les airs de devant, contre les maux du poumon, du cœur et des autres parties voisines de ces veines, tant intérieures qu'extérieures, et de celles qui sont en dedans des deux cuisses : on en tire du sang pour la fourbure nouvelle : on fait des ligatures fort étroites au-dessus des genoux, pour empêcher les humeurs de descendre dans les jambes.

9. De la veine des sous-bras en dedans, pour fluxion du genou.

10. De la veine en dedans des deux jambes, au-dessous du genou, pour divertir les descentes d'humeurs dessus les jointures des paturons, et pour guérir les crevasses, échauffures des paturons, fusées et suros, et pour faire évacuer les humeurs arrêtées sur le genou.

11. De la veine du côté de dedans de chacun des paturons de devant, pour aider à la guérison des maux de pieds.

12. De la veine de la pince de l'un des deux pieds de devant, pour évacuer les humeurs demeurées entre la sole et le vif du pied, par fourbure ou sousbature.

13. De la veine du côté de dehors de chacun des paturons de devant, pour aider à la guérison des maux de pieds.

14. De la veine du flanc droit ou gauche, pour divertir les humeurs des parties supérieures, pour faciliter la guérison de la pousse, des avives et des humeurs qui viennent sur le ventre.

15. De la veine du côté de dehors de chaque paturon de derrière, pour la cure des maux de pieds.

16. De la veine de la pince de chacun des deux pieds de derrière, pour évacuer les humeurs demeurées entre la sole et le vif du pied par fourbure ou sousbature.

17. De la veine du côté de dedans l'un ou l'autre paturon de derrière, pour les maux de pieds.

18. De la veine du côté de dedans chacune des deux jambes de derrière, au-dessous du jarret, pour empêcher l'augmentation des grappes, des arrêtes, mules traversières, vessignons, jardes, et éparvins.

19. De la veine en la partie de dedans de chacune des cuisses de derrière, appelé la veine du plat de la cuisse, laquelle on arrête pour guérir les maux de jarrets, des jambes et des pieds.

20. De la veine de la jointure de la hanche, contre la sciatique.

21. Des veines qui sont dessous la queue, à quatre doigts de son commencement, à l'endroit où il n'y a point de poil, pour faciliter la cure du poussif, et de ceux qui ont convulsion de nerfs, douleurs aux lombes, appelés mal féru ou arné.

22. De la veine du dos, contre la folie et douleur des lombes.

23. De la veine qui est au côté droit ou gauche du cou, pour l'universelle purgation du corps, et pour préserver le cheval de plusieurs maladies. pour évacuer les humeurs et les divertir des parties qui ont reçu quelque blessure ou contusion, ou quelque grande tumeur, et pour faciliter la cure des maladies provenant d'abondance ou de corruption de sang, comme du farcin, de la galle et démangeaison.

24. De la veine du côté droit ou gauche des tempes, pour les maux de tête, pour la fièvre, farcin, mentagre, descentes d'humeurs sur les yeux. Le seul remède pour lui boucher le passage, quand on en aura tiré du sang, c'est de les cautériser avec le feu.

25. Des veines qui sont dessus les oreilles, pour les plaies et les ulcères, et particulièrement pour les plaies du cou, de la tête et pour les avives.

MANIÈRE DE FAIRE AVALER AU CHEVAL, ET AUX BÊTES A CORNES, LES BREUVAGES, PILULES ET AUTRES MÉDICAMENTS.

Pour faire avaler un breuvage, il faut lever la tête de l'animal, lui tenir la bouche ouverte au moyen d'un bâillon, et lui couler le breuvage avec la corne. Lorsqu'il se trouve quelque ulcère dans les naseaux, le breuvage passant par la communication de la voûte du palais, entre dans la bouche, après avoir passé sur l'ulcère. Il arrive aussi que l'on agit de cette manière, bien qu'il n'y ait pas d'ulcère, mais seulement parce qu'il serait dangereux de faire lever la tête au cheval.

Pour faire avaler des pilules, on se saisit de la langue que l'on tient fortement, on met la pilule dessus ; elle se fond et tombe bientôt dans l'œsophage : si elle ne tombait pas aisément, il suffirait de mettre quelques gouttes d'huile sur la langue pour faciliter la descente. Il est bon aussi, lorsque les pilules sont tombées, de couler un peu de vin sur la langue.

Dans tous les cas, il faut éviter de faire lever la tête trop haut au cheval : s'il tousse, on cessera à l'instant l'opération pour lui laisser baisser la tête, sans quoi le breuvage pourrait tomber dans la tranchée-artère et suffoquer le cheval.

Il ne faudra pas tirer la langue trop fort crainte de l'arracher ; ce qui peut arriver, les adhérences étant très-faibles : on ne lui fera rien avaler trop vite, et on le laissera quatre ou cinq heures au filet, sans manger.

On se sert aussi, pour administrer les médicamens au cheval, du billot, qui n'a aucun des inconvénients dont nous venons de parler. Le billot est un bâton fait en forme de mors, autour duquel on met les médicaments, et que l'on enveloppe avec un linge pour les retenir. Aux deux bouts de ce mors est attaché une corde que l'on passe par-dessus les oreilles comme une têtière. On laisse ce billot au cheval, jusqu'à ce qu'il ait sucé tout le médicament. Le billot peut être remplacé par un linge dans lequel on met le médicament, que l'on roule ensuite, que l'on noue par les deux bouts, et que l'on attache comme le billot.

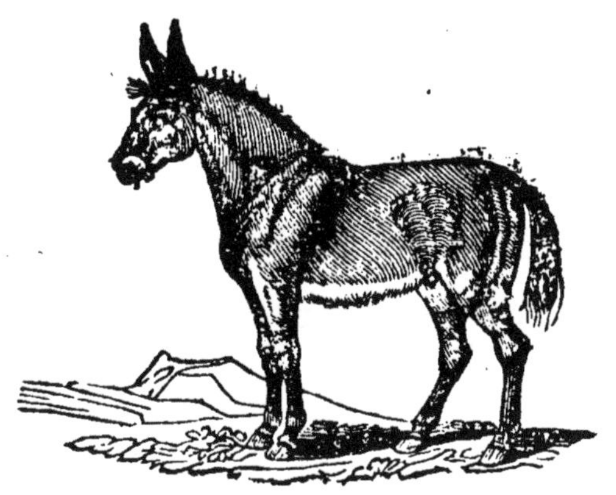

DU MULET.

Le mulet est une bête de somme engendrée d'un âne et d'une jument, ou d'un cheval et d'une ânesse. Il y a mâle et femelle, et l'un et l'autre sont fort chauds pour le coït, mais ils n'engendrent point, sauf quelques exceptions dans les pays chauds.

Les mulets vivent long-temps, souvent plus de trente ans : ils sont fort sains, et ils participent aux qualités des animaux de qui ils viennent; c'est-à-dire qu'ils ont la force des chevaux et la dureté des ânes ; ils semblent nés pour porter les fardeaux, pour les porter docilement et pour durer long-temps ; ils ne bronchent presque jamais. En Espagne, on ne connaît guère que les attelages de mulets ; et l'on s'en sert particulièrement dans les montagnes.

Les mulets ont l'odorat très-fin, et ceux qui sont engendrés par un âne et une jument sont de beaucoup préférables à ceux produits par une ânesse et un cheval.

Pour avoir de beaux et bons mulets, il faut quant à l'étalon, 1° que l'âne ait passé trois ans et qu'il n'en ait pas plus de dix, afin qu'il soit dans sa pleine force. 2° Qu'il soit de bonne race. 3° Qu'il soit de belle taille, c'est-à-dire grand, le cou puissant et épais, les côtes fortes et larges, la poitrine ouverte et musculeuse, les cuisses charnues, les jambes troussées, et sur-tout qu'il soit bien membru.

Les juments doivent être au-dessous de dix ans, et on doit tâcher de les assortir de poil avec l'étalon, sur-tout pour en tirer les mulets noirs qui sont les plus estimés.

Les ânes étalons deviennent si furieux à la vue de la jument qu'on veut leur assortir, qu'il faut toujours les emmuseler, de peur qu'ils n'estropient les garçons d'écurie qui les mènent à la jument.

C'est ordinairement depuis la mi-mars, jusqu'à la mi-juin qu'on donne l'âne aux juments, afin qu'étant à terme au bout d'onze ou douze mois, les mulets naissent dans un temps où les herbages soient abondants, gras et bons pour la jument et le mulet. Huit jours avant que l'âne voie la jument, on lui donne du repos, et on lui fait manger l'avoine une fois le jour et du bon foin. Les juments couvertes par un âne, portent un an entier, et elles ne peuvent allaiter leurs poulains que six mois, à cause de la douleur qu'elles ressentent aux mamelles après ce temps-là ; c'est pourquoi il faut les sevrer à cet âge, ou leur faire tirer une autre jument.

Les mulets sont plus forts que les mules : c'est pourquoi on les estime davantage pour le travail et les longs voyages.

Pour choisir un bon mulet, il faut qu'il ait les jambes un peu grosses et rondes, qu'il soit étroit du boyau, qu'il ait le corps ferme et la croupe pendant du côté de la queue. A l'égard de la mule, elle doit aussi être grosse de corps, avoir les pieds petits et les jambes sèches, la croupe pleine et large, le poitrail large, le cou long et voûté, et la tête sèche et petite.

On connaît aussi aux dents l'âge des mulets et des mules. Bien des gens jugent de la hauteur qu'ils auront, par celle de leurs jambes; à trois mois les jambes ont pris toute leur croissance, et alors elles sont la moitié de la hauteur du mulet.

A trois ans on les dresse comme les poulains ; mais il faut beaucoup plus de patience, parce qu'ils sont plus rétifs et plus fantasques. Le vin les familiarise, et on leur lie un des pieds à la cuisse, pour les empêcher de ruer et les rendre dociles. Bien des gens ne les font servir qu'à cinq ans

On les nourrit et on les gouverne comme les chevaux ; ils sont sujets aux mêmes maladies, et sur tout à être lunatiques : il faut employer les mêmes remèdes.

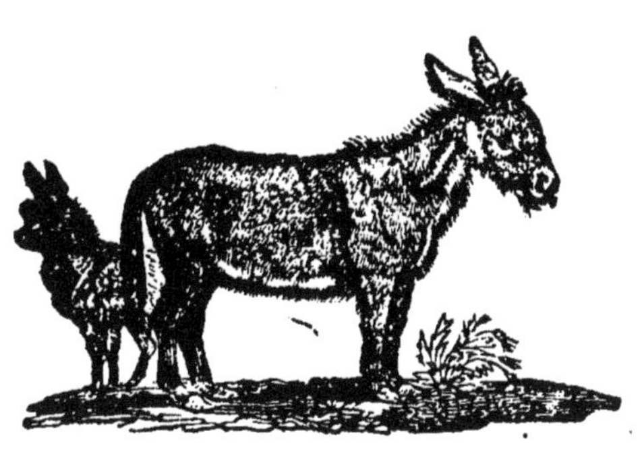

DE L'ANE.

L'âne est un animal des plus nécessaires à une maison de campagne ; il ne coûte presque rien de nourrir et fait beaucoup de travail ; il sert à porter le blé au moulin, des denrées aux marché, à en rapporte les provisions, à transporter les grains et les fruits, et à mille autres choses de détail : on leur fait même labourer des terres légères, tirer la charrette et quelquefois courir la poste : c'est la monture la plus douce : leur lait rafraîchit le teint, soulage les goutteux, les pulmoniques et beaucoup d'autres infirmes

L'âne est d'un tempérament robuste, et n'est presque jamais malade : plus il travaille, mieux il se porte. On n'a pas besoin d'avoine pour le maintenir ; un peu d'herbes et des chardons qu'il broute çà et là le nourrissent, et l'hiver il ne lui faut qu'un peu de paille, de temps à autre, un peu de son ou de foin pour le maintenir en bon corps ; il a encore cela de bon qu'il ne demande point qu'on l'étrille, ni qu'on se donne des soins à le panser, car tel la nature l'a fait, tel on le laisse sans craindre aucun inconvénient.

Il vit jusqu'à trente ans ; mais il n'est propre à rendre service que depuis trois ans jusqu'à dix ou douze ; après cela on ne peut plus se servir que de sa peau, pour en faire des tambours, des cribles, *etc.*

Pour avoir de beaux et bons ânes, il faut que l'âne choisi pour étalon ait au moins trois ans, et qu'il n'en passe pas dix ; qu'il soit haut, bien carré en ses membres ; qu'il ait la tête alerte, les yeux éveillés, les oreilles belles, les naseaux gros, le cou assez long, le poitrail large, les épaules hautes, les parties d'en bas grosses, charnues et robustes, le dos grand, l'échine large, les les flancs élevés, les côtes assez larges, la croupe plate, la queue courte.

Il faut outre cela qu'il ait le poil uni, luisant, doux au toucher, et de couleur gris-noir ; qu'il ait une marque noire au front et tout le long du dos.

Le vrai temps pour faire saillir les ânesses, est le mois d'avril et de mai ; elles portent onze mois comme les juments. Les petits ânons têtent leurs mères un an entier, sans les incommoder de leur travail. On peut les envoyer paître avec les brebis ; mais à trois ans il faut les accoutumer au travail.

AVIS DES ÉDITEURS.

COMME notre livre est surtout destiné pour les hommes qui s'occupent d'agriculture, et qui, se trouvent souvent privés des soins que réclame leur position isolée, nous avons cru leur rendre un véritable service en terminant notre ouvrage par quelques observations hygiéniques.

Il est temps que chacun comprenne les moyens d'améliorer sa santé, celle de ses enfants, de tous ses proches enfin ; la prospérité de la France dépend de l'accroissement de sa population ; la terre appelle chaque jour de nouveaux bras, et chaque maladie qui enlève un de ses enfants est une perte irréparable.

Habitants des campagnes, jetez donc un coup-d'œil attentif sur les lignes que vous allez lire, n'oubliez jamais qu'à votre existence est attachée la gloire et la richesse de votre patrie.

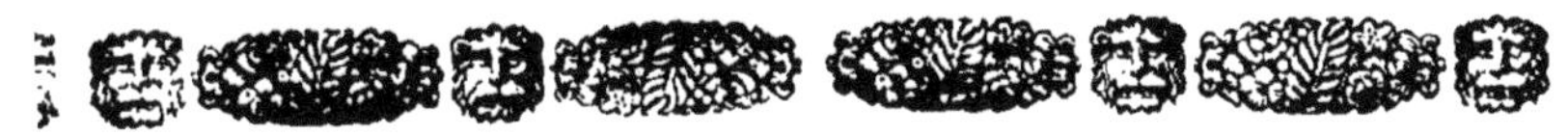

PRÉCEPTES IMPORTANTS *

SUR

LA MANIÈRE DE PRÉVENIR LES MALADIES, ET DE SE CONSERVER EN SANTÉ.

Dans l'enfance s'établissent les fondements d'une bonne, ou d'une mauvaise *constitution*. Il est donc de la dernière importance que les pères et mères soient instruits des devoirs que la nature leur a imposés à l'égard de leurs enfants, afin que connaissant les moyens capables de fortifier leur *constitution*, ils s'empressent de les employer, et d'en écarter tout ce qui peut tendre à l'affaiblir.

---

* Nous devons cette partie de notre livre à M. le docteur LENDRAIN, auteur de l'excellent ouvrage intitulé : *Médecine sans Médecin.* Nous engageons surtout les habitants des campagnes à se le procurer.

En conséquence, on ne perdra jamais de vue ce principe, puisé dans la nature, que c'est de la santé des pères et des mères que résulte la santé des enfans. Dans les mariages on s'étudiera donc à consulter la santé des époux, aussi scrupuleusement que l'on doit consulter les inclinations ; puisque c'est du concours des dispositions de l'ame et du corps, que dépendent, non-seulement le bonheur de la société, mais encore la richesse, la force et la sûreté des Etats.

Les pères et les mères regarderont comme un de leurs devoirs les plus essentiels, de nourrir, d'élever et de former eux-mêmes le corps, l'esprit et le cœur de leurs enfans. Les hommes par leurs conseils et leurs connaissances, élèveront le courage de leurs femmes, dissiperont les préjugés auxquels elles sont, pour la plupart, livrées. Ils les aideront dans une partie des soins que leurs enfans exigent d'elles, et partageront avec elles les peines, puisqu'ils doivent jouir, en commun, des plaisirs que procure une famille bien portante, forte, vigoureuse, élevée dans la pratique exacte de la vertu, et de ses devoirs, envers ses père et mère, envers la société, envers la patrie.

Les femmes nourriront elles-mêmes, de leur propre lait, leurs enfans, autant qu'elles le pourront.

Elles n'emmailloteront point leurs enfans : elles écarteront de leurs petits membres flexibles et susceptibles de la moindre impression, les bandes, les ligatures, toutes ces entraves qui font gémir la nature et la raison : elles se persuaderont facilement que ce n'est pas trop avancer que de dire, que le désir de l'exercice naît avec nous, quand elles réfléchiront que, même dans leur sein, l'enfant jouit de tout l'*exercice* qui lui est permis. Ces mouvemens, ces secousses plus ou moins multipliées, plus ou moins violentes, qu'elles ressentent à quatre mois, quatre mois et demi, mettent cette vérité hors de doute.

Aussitôt que l'enfant sera né, elles le mettront sur des linges fins, secs et blancs de lessive : elles le couvriront de pareils linges et d'une simple couverture : elles le changeront dès qu'il sera sali.

Elles se garderont bien de lui donner aucune des

drogues en usage parmi les sages-femmes et les gardes en couches : elles s'en tiendront au premier *lait* ou à une eau *miellée*, si le *méconium* est plus de trois jours sans s'évacuer : elles régleront peu à peu la nourriture de leurs enfans, en ne leur donnant à téter que toutes les deux ou trois heures dans les commencements, toutes les trois ou quatre heures dans la suite, de manière que dès le deuxième mois, l'enfant ne soit déjà accoutumé à ne point téter la nuit.

Quand l'enfant commencera à avoir les gencives gonflées, quand les dents commenceront à s'annoncer, une croûte de pain est le seul hochet dont il ait besoin. Elle préviendra tous les accidens dans lesquels entraîne la perte de la *salive*.

On ne donnera jamais aux enfants, ni dragées ni sucreries, aucune des *drogues* comprises sous le nom de *bonbons*. On leur refusera également toute espèce de fruits, à moins qu'ils ne soient bien mûrs ; et dans ce cas, ils sont autant salutaires qu'ils sont nuisibles quand ils sont verts.

On ne se mêlera pas d'apprendre à marcher aux enfants ; on les laissera se rouler sur un tapis, sur une couverture, etc. ; cet *exercice* les fortifiera. Peu à peu leurs bras et leurs jambes connaîtront ce à quoi ils sont destinés, et à dix mois, plus ou moins, ils marcheront seuls.

On les tiendra toujours propres, sans aucune affectation, sans aucune recherche dans leurs vêtements. Les parures ne servent qu'à les gêner, qu'à les contraindre dans leurs mouvements et dans leurs *exercices*. On fuira l'usage des *corps de baleines*, etc., comme une invention barbare, plus funeste au genre humain que ne le furent jamais la *peste*, la guerre, etc. Leurs vêtements seront aisés et libres, toujours attachés avec des rubans ou des cordons, jamais avec des épingles, et le plus tard que l'on pourra avec des boucles, etc.

On accoutumera les enfants peu à peu au froid, au chaud, et aux autres intempéries des saisons. Pour cet effet, on ne les vêtira jamais plus dans une saison que dans une autre. Depuis l'âge d'un an ils doivent aller la tête sans être couverte et les pieds nus, dans la belle saison. Quand ils sortiront dehors, ce qui doit arriver le plus souvent possible, on leur mettra de petites sandales, pour garantir leurs pieds des blessures que pourraient leur faire des corps étrangers. Les petits sabots de bois conviennent également.

A mesure qu'ils grandiront, on changera leurs vêtements. Les petits habits à la hussarde, les blouses, etc., pour les garçons : les robes, les blouses, etc., pour les filles : les uns et les autres très-larges, très-aisés; propres, sans être riches, ni recherchés.

On ne sévrera les enfants qu'à l'âge d'un an, et même plus tard, si la mére a suffisamment de *lait*. On les préparera à ce sevrage, en leur donnant deux ou trois fois par jour, ou tant qu'ils paraîtront s'en occuper, une croûte de pain sec. Peu à peu on leur donnera du pain dans du bouillon de veau ou de poulet, et enfin dans du bouillon de bœuf. On ne leur donnera de la viande que quand ils auront assez de dents pour la bien broyer. On ne leur en donnera que peu, et jamais le soir.

Il est également dangereux d'engager les enfants à manger trop, en sucrant les *aliments*, et de les empêcher de manger assez, de crainte qu'ils ne deviennent trop gros et trop gras : cette dernière manie est encore plus pernicieuse que la première, puisque, comme on l'a fort bien remarqné, la nature a plusieurs moyens pour se débarrasser du superflu de la nourriture ; au lieu que celui à qui l'on fait souffrir la faim ne peut jamais avoir de santé, encore moins devenir fort et robuste.

On évitera de donner aux enfants du *vin*, de la *bière*, du *cidre*, en général de toutes les *liqueurs fermentées*, à plus forte raison des liqueurs de table, ce sont autant de *poisons* à cet âge. Il en sera également des *aliments* salés, fumés, de haut goût, etc.

Leur boisson sera de l'*eau* pure en petite quantité. Le *relâchement* est une des causes les plus communes des maladies chez les enfans ; par cette raison, ils ne doivent boire que peu.

On se gardera bien de contraindre les enfants, de quelque sexe qu'ils soient, à rester assis. L'*exercice* est le premier *aliment* de la santé, le bon *air* en est le second. Les garçons et les filles doivent jouer, courir, sauter, danser en plein *air*, autant que cela sera possible, tous les jours et à toutes les heures du jour, jus qu'à ce que leurs *organes* aient acquis assez de force pour recevoir les germes de l'instruction ; ce qui peut arriver plus ou moins promptement, suivant le plus ou moins d'intelligence dont sera pourvu le sujet.

Ce n'est pas qu'il faille négliger les dispositions dès qu'elles se présentent ; mais les pères et mères guidés par la raison, sauront profiter des circonstances, et leur tendresse leur apprendra à ne point nourrir l'esprit aux dépens du corps. La santé est le premier des biens : sans la santé, point de bonheur. Les talents, les agréments de l'esprit, les connaissances, la science, etc., ne sont des acquisitions utiles et satisfaisantes pour la société et pour soi, qu'autant que celui qui les possède jouit des facultés nécessaires pour les faire valoir ; mais quand le corps est débile et malade, l'esprit est faible et languissant.

On ne forcera donc jamais les enfants au travail, de quelque nature qu'il soit, avant que leur *constitution* soit bien établie, ou l'on aura soin de ne leur en faire qu'un amusement. Mais il n'y a que les pères et mères qui soient capables de cette attention. Ce seront donc eux qui élèveront eux-mêmes leurs enfants. Il ne leur apprendront que ce qu'ils savent. Qu'ils ne se mettent point en peine : si leur enfant est destiné à en savoir davantage, le goût, qui se développera avec l'âge, indiquera sûrement l'espèce de travail ou de science pour lequel il est né.

Le *bain froid* étant une espèce d'*exercice*, il est d'autant plus intéressant d'y habituer les enfants, que ces enfants habitent dans les villes, et sont renfermés dans des appartements toujours trop peu aérés.

Les enfants ont besoin de beaucoup de sommeil. Dans les premiers mois de leur naissance, ils dorment plus qu'ils ne veillent ; mais par la suite le sommeil leur devenant moins nécessaire, on les voit peu à peu veiller davantage qu'ils ne dorment, jusqu'à ce qu'enfin parvenus à l'âge de huit à dix ans, ils ne dorment pas plus que les adultes, sept à huit heures. On respectera donc le sommeil des enfants nouveaux-nés ; mais à mesure qu'ils dormiront moins, qu'ils se fortifieront et qu'ils deviendront moins sensibles, on rendra leur coucher moins mollet et plus dur, afin qu'ils puissent par la suite dormir partout.

Le lieu de leur coucher sera le plus aéré de l'appartement. Les cabinets, les alcoves, les petites chambres, seront évités. Il faut qu'une chambre à coucher ait au moins deux ouvertures opposées, afin d'y entretenir à volonté un courant d'air. On ne leur mettra ni baldaquins, ni rideaux, ou tous ces meubles d'ornement seront ouverts pendant que l'enfant sera dans son lit.

On ne laissera jamais approcher les enfants de domestiques, de valets superstitieux ; tous gens à terreur, à contes de revenants, à histoire de mangeurs d'enfants, de loups-garoux, etc. ; on ne les laissera jamais jouer avec ceux qui ne connaissent d'autres manières de les amuser que de les frapper, que de les effrayer, que de leur inspirer de la crainte, de la terreur. Toutes ces sottises rapetissent l'esprit, dégradent l'âme, étouffent le courage.

Il est de la dernière importance que les enfants soient accoutumés à une vie dure et difficile, quelle que soit leur destinée. Il faut qu'ils connaissent la faim, la soif, et surtout la fatigue. En conséquence, on les règlera de bonne heure dans leurs repas Il faut qu'ils sachent par eux-mêmes que l'appétit et le seul cuisinier dont les hommes doivent faire cas.

Les mouvemens, les courses, les sauts, la danse, seront d'abord pour eux les seules causes de fatigue. Peu à peu on mettra plus d'intérêt dans leurs *exercices*. Les occupations faciles du jardinage, ou d'un art, ou d'un métier, qui n'exigent point d'être sédentaires, pour les garçons ; les occupations faciles du ménage, pour les filles, en fortifiant le corps des uns et des autres, leur donneront insensiblement le goût du travail, ou leur en inspireront la nécessité.

Mais que les pères et mères ne perdent jamais de vue que, jusqu'à l'âge de puberté, chez l'un et l'autre sexe, ils ne doivent avoir pour but que la santé et la force de la *constitution* ; que le travail qui exige trop d'application, trop d'assiduité, épuise et mine cette même santé, ces mêmes forces ; qu'ils se trompent grossièrement, quand ils s'imaginent qu'ils doivent tirer avantage de leurs enfants dans leur profession le plutôt possible, que l'utilité apparente qu'ils en reçoivent, est un appât trompeur ; que ces mêmes enfants, devenus

d hommes, haïront le travail, seront faibles, par conséquent travailleront moins, dans la même proportion
qu'ils auront trop travaillé dans leur enfance ; que les
jeux de volans, de balles, de boules, de paume et les
occupations sérieuses doivent, surtout à cet âge, se suc-
céder les uns aux autres, non pas à des heures fixes,
comme dans les colléges et dans presque toutes les maison d'éducation, mais plutôt lorsque l'esprit se dirige
vers l'un ou l'autre objet ; qu'enfin leur premier devoir
est d'en faire des hommes qui par leur force, leur courage et leur santé deviennent l'espoir de leur vieillesse,
et soient utiles à leur patrie, en fournissant des sujets
capables de la défendre et de l'enrichir.

DES ALIMENS.

Tous les hommes doivent avoir la plus grande attention au *régime*. Il est de la plus grande importance
pour la conservation de la santé. La première règle à
suivre, est d'éviter tout excès. Le trop, comme le trop
peu de nourriture, est nuisible. Les *végétaux* et les *animaux* sont également propres à nous nourrir ; mais il y
a un choix à faire dans les qualités de ces substances.

Les grains gâtés sont des *poisons*. Les autres substances *végétales*, gardées trop long-temps deviennent malsaines. La viande est encore plus sujette à la corruption.
On ne doit jamais manger d'animaux qui meurent d'eux-
mêmes, puisqu'alors ces animaux ne meurent que parce
qu'ils sont malades. On doit également s'abstenir d'animaux qui meurent par acciden , parce que le *sang*, qui
se répand dans les chairs, les fait bientôt tourner à la
putridité. Les canards, les cochons, tous les animaux
qui vivent d'ordures, tous ceux qui sont engraissés avec
des *alimens* grossiers, que l'on tient enfermés, qui ne
jouissent point du grand *air*, occasionent des *indigestions* et appesantissent les esprits.

La viande, prise en grande quantité, à souvent conduit au *scorbut*, et à la suite nombreuse de cette maladie, telles que les *indigestions*, la *mélancolie*, l'*hypo-
condrie*. Ceux qui sont jaloux de leur santé ne doivent
manger de la viande qu'une seule fois en vingt-quatre
heures. Cette viande ne doit être que d'une seule espèce.

Les *alimens* ne doivent être, ni trop trempés, ni trop secs. Les *alimens* aqueux relâchent les *solides*, et rendent le corps faible. Les *alimens* trop secs communiquent de la rigidité aux *solides*, vicient les humeurs, et disposent le corps aux *fièvres inflammatoires*, au *scorbut*, etc.

Rien de plus dangereux que les sauces piquantes, que les soupes succulentes, que les assaisonnemens de haut goût : toutes ces préparations ne sont propres qu'à exciter la gourmandise, et ne manquent jamais de nuire à l'*estomac*. La viande, simplement bouillie ou rôtie, est tout ce que l'*estomac* demande.

L'*eau*, qui devrait nous tenir lieu de toute boisson, doit être au moins celle qui soit le plus en usage. La bonne eau doit être légère, sans couleur, sans odeur, etc. Ces qualités ne se trouvent naturellement que dans celle de rivière. On doit s'abstenir des eaux qui ont séjourné long-temps dans des lacs, dans des étangs, comme ayant acquis de la *putridité*. Quant aux *liqueurs fermentées*, si elles sont bues modérément, elles peuvent ne pas nuire à la santé ; mais leur excès et l'usage de celles qui sont mal préparées et *falsifiées* sont mortels. Les *liqueurs fermentées* trop fortes s'opposent à la *digestion*, bien loin de l'aider : elles relâchent et affaiblissent le corps, bien loin de le fortifier.

Les gens qui s'occupent de travaux pénibles, peuvent même se passer de *liqueurs fortes*. C'est une erreur de croire que ces personnes en ont absolument besoin. Ceux qui n'en font point usage sont, non-seulement capables des plus grandes fatigues, mais encore ils vivent plus long-temps que les autres.

Les *liqueurs fermentées* ne doivent point être bues toutes nouvelles, parce que la *fermention* n'étant pas achevée, elles se débarrassent de leur air dans les *intestins* ; de là les *vents*. Si elles sont trop anciennes, elles s'*aigrissent* dans l'*estomac*, et nuisent à la *digestion*. Toutes ces raisons devraient porter chaque personne à préparer elle-même ses *liqueurs fermentées*, quand elle est dans le cas de le faire. Ce serait en outre un moyen sûr de prévenir toutes les *falsifications*, toutes les fraudes en usage parmi ceux qui en font commerce.

Le *pain*, *aliment* le plus essentiel, le plus salutaire,

le plus universel, ne saurait demander trop d'attention pour l'avoir bon et salubre. Il serait donc de la plus grande importance que chacun le préparât soi-même. Il n'y emploierait que de bons grains ; il se garderait de faire usage des ingrédiens que les boulangers n'emploient que trop souvent pour le rendre agréable à la vue, sans consulter s'il peut nuire à la santé. Le *pain* le meilleur est celui qui n'est ni trop lourd, ni trop léger, qui est bien *fermenté*, cuit de la veille ; qui est fait de bonne farine de *froment*, ou plutôt de *froment* et de *seigle*, mêlés ensemble.

Ce n'est pas assez que l'on sache quels sont les *alimens* qui conviennent aux hommes en général ; il faut encore savoir quels sont ceux qui conviennent à chaque *constitution* en particulier. En conséquence, les personnes qui abondent en *sang*, doivent être scrupuleuses dans l'usage des nourritures succulentes : elles doivent éviter les mets salés, les *vins généreux*, la *bierre* forte, etc. Leur nourriture ne doit consister le [plus souvent qu'en *pain* et en substances *végétales*. Leur boisson doit être de l'eau, du *petit-lait*, etc.

Les personnes grasses éviteront toutes les substances grasses, huileuses. Elles mangeront souvent des *raves*, de l'*ail*, des *épices*, tout ce qui peut échauffer, favoriser la *transpiration* et l'urine. Elles boiront de l'eau, du *café*, du *thé*, etc. Elles prendront beaucoup d'*exercice*, et dormiront peu. Les personnes maigres suivront un *régime* contraire.

Ceux qui sont sujets aux *aigreurs* doivent faire leur principale nourriture de viande ; ceux au contraire qui ont des rapports qui tendent à la *putridité*, ne doivent user que de substances *végétales acides*.

Les *goutteux*, les *hypocondriaques*, les *hystériques* éviteront éviteront tout ce qui est *austère*, *acide* et propre à s'*aigrir* sur l'*estomac*. Leur nourriture doit être maigre, légère, rafraîchissante et de nature *apéritive*. L'homme de lettres doit moins se nourrir que celui qui s'occupe de travaux pénibles et en plein *air*. Les *alimens* qui nourrissent très-bien les paysans seraient *indigestes* aux habitans des villes.

Mais le *régime* ne doit jamais être trop uniforme. L'usage constant d'une même espèce d'*alimens* peut avoir de mauvais effets. Dans le premier âge de la vie, ces *alimens* doivent être légers, nourrissans, de nature *délayante*, mais répétés souvent. Dans l'âge moyen, ils doivent être solides et avoir un certain degré de tenacité. Dans l'âge avancé, qui semble se rapprocher du premier âge, on doit suivre le *régime* de cette période. Il doit être léger et plus délayant que celui de l'âge moyen, et même les repas doivent être plus fréquens.

Il ne suffit pas pour la santé que le *régime* soit sain ; il faut encore qu'il soit réglé. Un long jeûne, bien loin de réparer les excès, de rétablir le jeu des organes, affaiblit l'*estomac*, et le remplit de *vents*. Il faut que les *alimens* soient pris plusieurs fois par jour, si l'on veut réparer les pertes que le corps fait continuellement ; si l'on veut entretenir les humeurs dans leur état sain, et conserver leur douceur. Le jeûne est surtout nuisible aux jeunes gens et aux personnes âgées, qui, lorsqu'elles ont l'*estomac* vide, sont souvent attaquées de *vertiges*, de maux de tête, de faiblesse, de *vents*, auxquels le seul *remède* est un peu de *pain* et un verre de *vin*. On doit abolir l'habitude de ne déjeûner qu'avec une tasse de *thé*, de *café*, etc., et un peu de *pain*. Pour se bien porter, il faut déjeûner convenablement, et souper légèrement.

Quand une fois on s'est habitué à un certain *régime*, il est dangereux de le changer subitement : il ne faut le faire que par degrés, soit qu'on veuille passer d'une nourriture peu substantielle à une plus succulente, soit qu'on veuille changer la qualité, ou retrancher de la quantité des *alimens*. Cependant un *régime* trop réglé peut devenir dangereux. On peut varier la quantité de la nourriture, soit en plus, soit en moins, quand les occasions s'en présentent, pourvu que l'on ait toujours attention à la modération et à la tempérance.

DE L'AIR.

Rien de plus contraire à la santé que l'*air* mal sain. Les églises et les théâtres, tous les lieux où l'*air* se trouve dépourvu de ses qualités, par la *respiration* des personnes qui s'y trouvent en trop grand nombre, par le feu, par les lumières, etc., deviennent nuisibles aux personnes délicates. L'*air* des grandes villes, chargées de vapeurs et d'exalaisons *putrides*, qui s'élèvent sans cesse des substances, tant *animales* que *végétales*, est également mal sain. Les rues doivent être large et bien percées, afin que l'*air* puisse y circuler librement.

Les appartemens doivent être ouverts à deux *airs* opposés, surtout les chambres à coucher. Au lieu de faire les lits aussitôt qu'on est sorti, on doit au contraire les découvrir et les laisser tout le jour exposés à *l'air* d'une porte et d'une fenêtre ouvertes. Les vaisseaux, les prisons, les hôpitaux, où l'on ne peut employer ces moyens, doivent faire usage de *ventilateurs*. Le *ventilateur* est d'une nécessité indispensable dans ces lieux, soit pour la conservation de la santé, soit pour la guérison des maladies, soit pour la salubrité des provisions. On doit encore l'employer dans les mines, dans les caves, dans les salles de spectacle, dans les serres, dans les magasins à blés, etc.

Il y a peu de *remède* aussi salutaire aux malades, que l'*air* frais : c'est le plus puissant *cordial*, s'il est administré avec prudence. L'*air* frais est surtout nécessaire dans les chambres, dans les salles où il y a plusieurs malades de rassemblés, dans les infirmeries, dans les hôpitaux, etc. C'est ici que sont utiles les *ventilateurs* ; en servant aux malades, ils servent encore aux médecins ou aux chirurgiens, à toutes les personnes employées auprès des malades. Les hôpitaux, toute maison destinée aux malades, doivent être dans une situation favorable pour l'*air*, et par conséquent à une certaine distance des grandes villes.

DE L'EXERCICE.

Une loi qui paraît être universelle chez tous les hommes, c'est que, sans *exercice*, on ne peut jouir de la santé. L'inaction fait tomber les *solides* dans le relâchement : de là, des maladies sans nombre. Les *obstructions*, maladie aujourd'hui si commune, n'a point d'autres causes que le défaut d'*exercice*. L'*exercice* préviendra donc cette maladie ; il s'opposera encore à la faiblesse des *nerfs*, et à toutes les *maladies nerveuses* ; il facilitera la *transpiration* dont la *suppression* cause une foule de maux.

Les personnes faibles, valétudinaires, toutes celles dont les occupations n'exigent pas un *exercice* suffisant, comme les ouvriers, les marchands, les employés, etc., doivent faire de l'*exercice* le plus possible, et cet *exercice* doit être aussi réglé que les repas.

Il faut bannir la coutume pernicieuse de rester trop long-temps au lit le matin; coutume qui est universelle dans les grandes villes. L'*air* du matin fortifie les *nerfs*, et remplit, jusqu'à un certain point, l'indication du *bain froid*. On ferait bien de se lever avec le jour. Qu'on se promène, qu'on monte à cheval, qu'on fasse tout autre *exercice* en plein air, on se trouvera avoir l'esprit plus gai, plus serein pendant le jour, on aura plus d'appétit, et tout le corps en deviendra plus fort. On s'accoutumera bientôt à se lever matin, et à le trouver agréable. Rien ne contribue davantage à la conservation de la santé, et à prolonger la vie jusqu'à une vieillesse avancée.

L'*exercice* est le seul *remède* pour les personnes inactives, qui se plaigne de douleurs dans *l'estomac*, de *vents*, de *gonflemens*, de mauvaises *digestions*, etc. Mais en général, l'*exercice* doit être pris en plein *air*. Il ne faut pas s'astreindre à un seul genre d'*exercice*, il faut se livrer à tout alternativement, et s'en tenir le plus long-temps à celui qui est le plus appoprié aux forces et à la *constitution*.

L'espèce d'*exercice* qui met le plus d'*organes* en action, est toujours celui que l'on doit préférer : tels sont la promenade, les courses, l'*exercice* du cheval, de la nage, de la culture de la terre, de la chasse, de la paume, etc. Nous ne saurions trop le répéter, ceux qui le peuvent, doivent monter à cheval deux ou trois heures par jour. Les autres doivent employer le même temps à se promener, ou à d'autres *exercices;* mais l'*exercice* ne doit jamais être continué trop long-temps. La fatigue lui ôte tous ces avantages; et, au lieu de fortifier le corps, elle l'affaiblit.

L'indolence occasione, non-seulement des maladies, mais encore elle rend les hommes inutiles à la société, et donne naissance à toutes sortes de vices. Dire d'un homme que c'est un oisif, c'est dire plus que si on l'appelait vicieux. Quand l'esprit n'est point occupé de quelque objet utile, il faut qu'il soit à la poursuite de quelque plaisir, on qu'il médite quelque mauvaise action. L'homme n'est certainement pas fait pour l'indolence : ce vice renverse tous les desseins pour lesquels il a été créé; tandis que la vie active est le rempart le plus puissant de la vertu, et la conservatrice la plus souveraine de la santé.

DU SOMMEIL.

Les enfans doivent dormir autant qu'ils paraissent le désirer. A mesure qu'ils avancent en âge, il faut régler leur sommeil, de sorte qu'à dix ou douze ans, ils ne dorment pas plus que les adultes, sept ou huit heures.

Il faut contracter l'habitude de ce lever de bonne heure. Rien de plus contraire à la santé, que la coutume universelle, surtout dans les grandes villes, de ne se lever qu'à neuf ou dix heures.

La nuit est le seul temps du sommeil; mais pour le rendre salutaire, il faut prendre, pendant le jour, un *exercice* suffisant, sou per légèrement, et se coucher l'esprit aussi gai et aussi tranquille qu'il est possible.

L'habitude de dormir, après le repas, quand elle est forte, doit être respectée : d'ailleurs, les personnes qui ont les *nerfs* délicats, tels que les enfans, les femmes etc., se trouvent bien de faire la *méridienne*.

DES HABITS.

Les habits doivent être relatifs aux climats que l'on habite, à la saison, à l'âge, au *tempérament*, etc. La jeunesse, dont le *sang* a un fort degré de chaleur, dont la *transpiration* est facile, n'a besoin, dans nos climats, que d'habits légers; mais l'âge avancé, par la raison contraire, a besoin d'habits, qui fomentent la chaleur et la *transpiration*. C'est à cet âge que conviennent les camisoles de flanelle, etc., qui affaiblissent les jeunes gens, qui les rendent délicats, et les empêchent d'en tirer de l'utilité, quand les *rhumatismes*, ou quelqu'autre maladie semblable, les rendent nécessaires

Il serait à désirer qu'on ne changeât pas d'habits de saisons. Le drap, singulièrement approprié à notre tems pérature, devrait être la seule étoffe dont on fît usage. Il n'y a presque pas de jours, dans l'été, où il ne soit supportable. En ne se servant que de cette espèce d'habits, on préviendrait les maladies auxquelles on s'expose, quand on prend les habits d'été trop tôt, et qu'on les quitte trop tard. Les vieillards surtout ne doivent point connaître les habits de saisons.

Toute la perfection d'un habit consiste en ce qu'il soit aisé et propre. En conséquence, la mode, ou la forme, ne doivent entrer pour rien dans la façon : on ne doit, au contraire, consulter que la santé, le climat et la commodité. Il faut que la *poitrine*, le *bas-ventre*, les bras et les pieds, soient absolument à l'aise. Les jarretières, les boucles, les cols, s'opposent à la *circulation du sang*, à l'accroissement des parties, et deviennent la cause d'un nombre infini de maladies.

DE L'INTEMPÉRANCE.

La grande règle de la tempérance est de se tenir à la simplicité. La nature ne demande que des *alimens* simples et sans apprêts. L'*intempérance* apporte les plus grands désordres dans l'*économie animale*. Elle nuit à la *digestion* ; elle relâche les *nerfs* ; elle rend les *sécrétions* irrégulières ; elle vicie les humeurs, et occasione des maladies sans nombre.

L'*intempérance* est également dangereuse dans la satisfaction des autres désirs. Avec quelle promptitude l'abus des liqueurs et des plaisirs de l'amour, ne détruit-il point la meilleure *constitution* ? Quels désordres ces excès ne jettent-ils point dans les familles ? Combien de femmes, d'enfans, périssent de besoin, tandis que des pères cruels se livrent sans réserve à leurs appétits insatiables.

L'ivrognerie est, par elle-même, non-seulement le vice le plus abominable, mais encore la source de la plupart des autres vices.

DE LA PROPRETÉ.

La *gale* et la plupart de autres *maladies de la peau* sont dues principalement au défaut de *propreté*. La mal propreté occasione encore les diverses espèces de vermines, qui infectent les hommes, les maisons, etc. La *propreté* en est le seul *remède*. Les *fièvres putrides, malignes*, etc., commencent ordinairement par ceux qui habitent des maisons mal propres et renfermées ; qui portent des habits sales, etc. La *propreté* est donc de la dernière importance. En conséquence, on changera souvent de linge pour favoriser la *transpiration insensible*, si nécessaire à la santé ; on changera souvent d'habits, et on tiendra ses appartemens tres-propres. |

La *propreté* est indispensable dans les camps, dans les casernes, dans les infirmeries, dans les hôpitaux, dans les vaisseaux? Elle est seule un *remède* contre plusieurs maladies. Il est de la dernière importance de changer souvent les malades de linge. Il n'y a pas de cas où un malade ne puisse être changé, quand il est sali.

Une personne en santé doit changer trois fois par semaine de linge. Elle doit faire fréquemment usage de *bains* ; se laver tous les jours les mains, le visage et surtout les pieds.

La *propreté* a plus d'attraits à nos yeux, que la parure ; elle est un ornement pour tous les états, personne n'en est dispusé ; elle doit être pratiquée avec le plus grand soin partout ; mais dans les villes peuplées, elle doit être presque révérée.

DE LA CONTAGION.

La plupart des maladies sont *contagieuses*. On doit donc, autant que l'on peut, éviter toute communication avec les malades. Le malade n'a besoin que de ceux qui, par état, ou par bienfaisance, se destinent à le soigner. C'est vouloir exposer sa vie et celle de ses connaissances, que de visiter les malades par pure curiosité, ou par une tendresse mal entendue.

Les médecins et les personnes charitables doivent chasser d'auprès d'un malade toute personne inutile. C'est le seul moyen d'arrêter les progrès de la *contagion*. Le malade lui-même en retirera un avantage. Son imagination, facile à s'effrayer, ne sera plus exposée aux propos sourds et à petit bruit ; aux contenances effrayées de ces gens oisifs, qui ne manquent jamais de déconcerter son esprit, et par-là d'aggraver la maladie.

On bannira l'usage ordinaire, surtout parmi le peuple et à la campagne, d'inviter un grand nombre de personnes aux funérailles, et de les assembler pendant quelque temps dans la chambre du mort, parce que c'est encore un moyen de propager la *contagion*, qui ne meurt pas toujours avec le malade. Il faut enterrer promptement ceux qui périssent des *fièvres malignes*, *putrides*, etc., et l'on doit éviter de s'en approcher.

Il est dangereux de se servir des habits qu'ont portés des malades, à moins qu'ils n'aient été lavés et exposés à la fumée de plantes odorantes, du *vinaigre*, du *saufre*, ou à l'*air*, pendant un temps assez considérable.

Les prisons, les hôpitaux, etc., répandent souvent la *contagion* dans les villes. Il serait à désirer que le Gouvernement reléguât ces lieux hors de leur sein.

Les habitans des villes doivent choisir une habitation bien exposée, parce que leur atmosphère n'est qu'une masse corrompue, chargée de particules les plus pernicieuses. Ils doivent encore éviter les rues étroites, mal-propres et passagères. Ils doivent tenir propres leurs maisons, leurs cours, etc., sortir et se tenir en plein *air* aussi souvent que leurs affaires pourront le leur permettre.

Ceux qui, par état, gardent les malades, si la maladie est *contagieuse*, doivent prendre du *tabac*, ou de toute autre plante odorante, très-forte, comme l'*ail*, la *tanaisie*, etc. Ils doivent tenir les malades très-propres, et arroser la chambre avec du *vinaigre*, etc. Ils ne doivent point aller dans le monde, sans avoir changé d'habits, sans s'être lavé les mains, le visage, etc.

Les maîtres ne doivent point garder, dans leurs maisons, leurs domestiques malades si la maladie est *contagieuse* ; autrement ils courront les risques d'en voir leur famille attaquée.

Les hôpitaux seraient moins sujets à propager la *contagion*, s'ils étaient situés hors des grandes villes ; si les malades n'y étaient point amoncelés les uns sur les autres, dans de petites salles ; si la propreté et les *ventilateurs* n'y étaient point négligés ; s'ils étaient plus nombreux. Les maladies *contagieuses*, qui s'engendrent communément parmi les pauvres, trouveraient leur tombeau dans les hôpitaux, et ne seraient plus dans le cas de se communiquer aux personnes plus aisées, et souvent de produire des *épidémies*.

DES PASSIONS.

Les *passions* ont une grande influence, et sur la cause des maladies, et sur leur guérison.

La *colère* trouble l'esprit, déforme les traits du visage, précipite le cours du *sang*, et dérange toutes les *fonctions vitales et animales* : elle cause souvent la *fièvre*, des *maladies aiguës*, et quelquefois la mort subite. Les personnes délicates attaquées de *maladies nerveuses*, doivent être singulièrement en garde contre les excès de cette *passion.*

Le *ressentiment*, que souvent nous sommes maîtres de bannir de notre âme, épuise les forces de l'esprit, occasione les *maladies chroniques* les plus opiniâtres, et ruine insensiblement la meilleure *constitution*. Rien ne montre plus de grandeur d'âme que le pardon des injures.

La *peur*, que la nature ne nous a donnée que pour notre conservation, conduit souvent à la perte de la vie. Une *peur* subite a, en général, les effets les plus funestes. Les *accès épileptiques*, et les autres maladies *convulsives*, en sont souvent les suites. On doit donc soigneusement veiller à ce que les enfans ne soient point effrayés, et à ce qu'ils ne s'effraient point les uns les autres.

Les effets prolongés de la *peur*, sont encore plus dangereux. La crainte constante d'un mal futur, en séjournant dans l'âme, occasione souvent le mal même que l'on craint. De là, grand nombre de personnes meurent des mêmes maladies qu'elles avaient appréhendées pendant long-temps. Les *femmes en couches* en offrent journellement des exemples. Que les *femmes |enceintes* méprisent donc la *peur*; qu'elles évitent, à tel prix que ce soit, de se trouver avec des commères et des babillardes, qui sont perpétuellement à répéter, à leurs oreilles, les accidens arrivés à d'autres femmes.

Il serait bien à désirer que l'on bannît l'usage de sonner les cloches d'une paroisse, pour les personnes qui meurent. Ceux qui se croient en danger , sont ordinairement curieux. S'ils viennent à apprendre , que celui pour lequel on sonne , est mort de la maladie dont ils sont attaqués, quel ne sera pas l'effet d'une sonnerie funéraire , dont ils sont étourdis cinq ou six fois par jour? Qu'on tienne donc un malade éloigné du bruit de ces cloches , et de tout ce qui peut l'alarmer. Qu'on éloigne de lui ces gens , qui n'ont d'autres affaires que de visiter un malade, pour venir chuchoter sans cesse à ses oreilles.

Le *chagrin* est de toutes les passions , celle qui est la plus destructive de la santé. Ses effets n'ont point d'interruption; et quand il se fixe profondément dans l'âme, il a les suites les plus fâcheuses. Le *chagrin* se change souvent en une *mélancolie* continue, qui mine les forces de l'âme et ruine le *tempérament*.

La véritable grandeur d'ame consiste à supporter avec courage les malheurs qui assiégent la vie. Gardons-nous donc de céder au chagrin : cherchons la consolation , embrassons-la de quelque part qu'elle nous vienne : que notre âme ne reste pas long-temps attachée sur un objet, surtout s'il est désagréable, et nous échapperons aux dérangemens d'*estomac* , aux *indigestions* , aux *affaissemens* de l'esprit, au *relâchement des nerfs* , aux *vents* dans les *intestins*, à la *corruption* de toutes nos humeurs.

Nous sommes presque autant maîtres de commander à notre âme , que nous le sommes de diriger le *régime* de notre corps ; en conséquence, lorsque le *chagrin* se présente , cherchons la société des gens gais : entremêlons nos travaux d'amusemens et de récréations ; livrons-nous à la variété de scènes que la nature se plaît à nous offrir partout, et dont le but est sans doute d'empêcher que notre attention soit trop long-temps fixée sur un seul objet : occupons-nous. On voit rarement que ceux qui ont des affaires qui demandent de l'application soient chagrins. Cultivons les plaisirs honnêtes , ils semblent donner de la rapidité au temps , et ils ne peuvent avoir que les suites les plus heureuses.

La plupart de ceux qui sont dans le *chagrin* se livrent à boire; mais le *remède* est pire que le mal. Il est rare qu'à la fin ils ne ruinent leur fortune, leur *tempérament*, et leur réputation.

Quoique l'*amour* ne marche point aussi rapidement que quelques-unes des autres passions , elle est cependant la plus forte, et, portée à un certain degré , la moins susceptible d'être réprimée, ou de céder aux impulsions de la raison. On n'aime point à l'extrême du premier abord : il faut donc, avant de se livrer à l'*amour*, peser attentivement les probabilités qui font espérer d'obtenir l'objet aimé. Si elles ne sont point en notre faveur , fuyons toutes les occasions d'augmenter notre passion; recourons à nos affaires, ou à l'étude , qu à la dissipation, et, s'il est possible, cherchons un autre objet, que nous soyons dans le cas de pouvoir obtenir.

L'*amour*, devenu maladie , est très-difficile à guérir. Les suites en sont souvent si violentes , que la possession de l'objet aimé n'en est pas toujours le *remède*. Cependant ce doit être celui que l'on doit employer , s'il n'y a pas d'impossibilité ; et on ne doit point s'y refuser pour une cause simple et légère. Les pères et mères sont trop enclins à traiter l'*amour* de bagatelle. La plupart, entraînés par des vues d'intérêt, sacrifient tous les jours la santé , la tranquillité , le bonheur de leurs enfans, et de ceux qui sont commis à leurs soins. Ils ne comptent pour rien l'inclination , la seule chose à laquelle ils doivent cependant faire attention, s'ils veulent faire d'heureuses alliances , et s'ils ne veulent point se repentir, dans la suite, de la sévérité de leur conduite , de la perte de la santé et des sentimens de leurs enfans.

Le meilleur moyen de s'opposer à la violence des passions, est en général de se livrer à celles qui sont opposées, et d'appliquer tellement son esprit aux choses utiles, qu'il ne lui reste plus de temps pour réfléchir sur ses malheurs.

DES ÉVACUATIONS ACCOUTUMÉES. — DES SELLES.

Peu de choses concourent plus à la conservation de la santé, que les *selles* régulières. Si les matières fécales restent trop long-temps dans le corps, elles vicient les humeurs : si elles sont évacuées trop promptement, elles emportent avec elles une grande partie de la nourriture.

Une *selle* par jour suffit en général pour un adulte ; une moindre quantité est nuisible. Le moyen de se la procurer, est de se lever de bonne heure, de se promener en plein *air*, et de mener une conduite régulière dans le *régime*. Si, indépendamment de ces précautions, la *constipation* persistait, il faudrait suivre le conseil de Locke, se présenter à la garde-robe tous les matins, que l'on ait besoin ou non. Une habitude de cette espèce peut, avec le temps, devenir une seconde nature.

Il faut se garder d'employer des *médicamens*, surtout des *purgatifs*, pour la simple *constipation*. C'est en vivant de *régime*, en évitant tout ce qui est de nature *échauffante* et *astringente*, et en s'habillant légèrement, qu'il faut y remédier.

Les personnes trop relâchées useront d'*alimens* qui resserrent et fortifient, tels que le *pain de froment*, le *fromage*, les *œufs*, le *riz* bouilli dans du *lait*, etc. Elles boiront du *vin* rouge, du *vin de Bordeaux*, de l'*eau-de-vie* et de l'*eau panée*, etc. Elles porteront de la flanelle, elles se tiendront les pieds chauds, et emploieront tous les moyens capables de favoriser la *transpiration*, dont ce relâchement dépend quelquefois.

DES URINES.

La libre évacuation des *urines* prévient et guérit plusieurs maladies. On doit donc employer tous les moyens possibles pour les exciter. Il faut en conséquence fuir la vie sédentaire, et éviter de rester long-temps dans le lit. On doit s'abstenir d'*alimens* de nature sèche et échauffante, de liqueurs *astringentes*, comme le *vin* rouge, etc.

Les *urines* trop long-temps retenues dans la *vessie*, s'épaississent ; la partie la plus aqueuse s'évapore ; la plus grossière, celle qui est terreuse, reste : de là la *gravelle* et la *pierre*. Il est donc de la dernière importance d'uriner dès que le besoin se fait sentir. On a vu des personnes mourir, d'autres être attaquées de maladies désagréables et même incurables, pour avoir retenu leurs *urines* trop long-temps par une fausse délicatesse. Si la *vessie* est trop distendue, elle perd de son action, elle tombe en *paralysie*, et alors elle est également incapable, soit de retenir les *urines*, soit de les évacuer convenablement.

Si les *urines* sont trop abondantes, il faut se priver de liqueurs aqueuses et faibles, de tout ce qui peut irriter les *reins* et dissoudre le *sang*. On doit remédier à la faiblesse, qui en est la suite, par une *diète fortifiante*, par les *remèdes astringens*.

DE LA TRANSPIRATION.

La *transpiration* est d'une si grande importance pour la santé, que nous ne sommes exposés qu'à un très-petit nombre de maladies, tant qu'elle a lieu, et que, dès qu'elle est *supprimée*, tout le corps est malade.

C'est à la *suppression* de la *transpiration* que sont dus les *rhumes*, maladies qui tuent plus de monde que la *peste*. En examinant les malades, on trouve qu'ils doivent la plupart de leurs maladies, soit à des *rhumes* violens dont ils ont été attaqués, soit à des *rhumes* légers qu'ils ont négligés.

La cause ordinaire de la *suppression* de la *transpiration*, est de l'insconstance du temps. Le meilleur *remède* est de s'exposer à l'air toute la journée. Ceux qui restent renfermés, sont plus susceptibles de *s'enrhumer*.

Une autre cause, ce sont les habits mouillés. Il est difficile que ceux qui sont fréquemment à l'air, évitent cet accident. Aussitôt qu'on s'en aperçoit, il faut changer d'habits. Ce sont sur tout les gens de la campagne, qui doivent faire attention à ce conseil. On les voit avec leurs habits tout mouillés, s'asseoir ou se coucher dans les champs, et souvent dormir toute la nuit dans cet état : rien de plus dangereux.

Une troisième cause, ce sont les pieds humides, qui donnent souvent lieu aux *coliques*, aux *inflammations de poitrine*, au *cholera-morbus*, etc. Les personnes délicates, celles qui ne sont point accoutumées à avoir, ni les habits, ni les pieds mouillés, doivent être singulièrement en garde à cet égard. Ces personnes n'ont rien de mieux à faire dans ce cas que de se laver les pieds dans l'eau tiède ; si elles étaient mouillées à un certain degré, elles se mettraient en entier dans un *bain*.

Une quatrième cause, est le serein ou *l'air de la nuit*. Le serein, qui tombe abondamment après la chaleur du jour, rend le commencement de la nuit plus dangereux que le temps froid. Les voyageurs, les ouvriers, tous ceux qui sont exposés à la chaleur du jour, les personnes délicates, doivent éviter le serein avec le plus grand soin.

Une cinquième cause, ce sont les *lits humides*. On doit se garder de coucher dans les lits, que les familles réservent pour les amis, à moins que ces lits ne servent aux domestiques, ou à toute autre personne, pendant l'intervalle. Les lits, qui sont dans les chambres sans feu, sont dangereux, et les voyageurs doivent les fuir comme la *peste*. Un voyageur, transi de froid et mouillé, ne rétablira la *transpiration* qu'au moyen d'un bon feu, de boisson alcoholique et d'un lit sec.

Une sixième cause, ce sont les *maisons humides*. Rien de plus dangereux que les maisons qui sont situées dans un terrein humide et marécageux. Le rez-de-chaussée, le premier étage, doivent être très-élevés. On évitera d'habiter dans des maisons nouvellement bâties, soit à cause de l'humidité, soit à cause de l'odeur que causent le plâtre, la chaux, les peintures, etc. L'*asthme*, la *consomption*, les autres maladies des *poumons*, si communes parmi ceux qui travaillent en bâtiment, prouvent assez combien les maisons, nouvellement bâties, doivent être malsaines.

La septième et dernière cause de la *suppression* de la *transpiration*, est le *passage subit du chaud au froid*. On ne s'*enrhume* guère qu'après avoir eu chaud. Quand on a bien chaud, il faut se couvrir de ses habits avant que de se mettre à l'air. Les ouvriers auront sur tout cette attention. Ils ne dormiront point en plein air, quand ils auront chaud. Ils ne boiront point de liqueurs froides et légères. S'ils sont tourmentés par la soif, ils peuvent mâcher des fruits, des plantes *acides*, que la nature nous offre de toutes parts. Une gorgée d'eau, gardée dans la bouche, et rejetée ensuite produit le même effet. On peut ajouter une bouchée de pain à cette gorgée d'eau, et ce moyen apaisera la soif encore plus sûrement, et on courra moins de danger.

Concluons sur les causes ordinaires de s'*enrhumer*, qu'il faut éviter, avec le plus grand soin, tout passage subit *du chaud au froid*; qu'il faut se tenir dans une température égale, autant qu'il est possible, et dans l'hypothèse contraire, qu'il ne faut se rafraîchir que graduellement.

TABLE DES MATIÈRES.

PREMIÈRE PARTIE.

DU TAUREAU.

DU BOEUF.

. MALADIES DU BOEUF.

SECONDE PARTIE.

DU MOUTON.

MALADIES DES BÊTES A LAINE.

DU BOUC ET DE LA CHÈVRE.

DU COCHON ET DE LA TRUIE

DES CHIENS

TROISIÈME PARTIE.

BASSE-COUR

DE L'ÉDUCATION DES ABEILLES.

DE L'ÉDUCATION DES VERS A SOIE.

QUATRIÈME PARTIE.

PRÉCIS SUR LES CHEVAUX ET LES BÊTES DE SOMME.

A LIMOGES ET A ISLE,
IMP. DE ARDANT ET FILS.